# 内科临床穿刺操作手册

主　编　李晓丹

副主编　夏欧东　谢小燕

编　委（以姓氏笔画为序）

李晓丹　杨卫红　肖　遥　吴锡平

何　栩　陈　星　陈新杰　林春燕

郑雅龄　夏欧东　郭　阳　郭敬宾

曾湘丽　谢　玥　谢小燕

人民卫生出版社

图书在版编目（CIP）数据

内科临床穿刺操作手册 / 李晓丹主编 . —北京：
人民卫生出版社，2020
ISBN 978-7-117-29888-9

Ⅰ. ①内… Ⅱ. ①李… Ⅲ. ①穿刺术 — 手册 Ⅳ.
①R446.9-62

中国版本图书馆 CIP 数据核字（2020）第 041709 号

| 人卫智网 | www.ipmph.com | 医学教育、学术、考试、健康，购书智慧智能综合服务平台 |
| 人卫官网 | www.pmph.com | 人卫官方资讯发布平台 |

内科临床穿刺操作手册

主　　编：李晓丹
出版发行：人民卫生出版社（中继线 010-59780011）
地　　址：北京市朝阳区潘家园南里 19 号
邮　　编：100021
E - mail：pmph @ pmph.com
购书热线：010-59787592　010-59787584　010-65264830
印　　刷：北京铭成印刷有限公司
经　　销：新华书店
开　　本：787×1092　1/32　　印张：6.5
字　　数：112 千字
版　　次：2020 年 5 月第 1 版　2020 年 5 月第 1 版第 1 次印刷
标准书号：ISBN 978-7-117-29888-9
定　　价：58.00 元
打击盗版举报电话：010-59787491　E-mail：WQ @ pmph.com
质量问题联系电话：010-59787234　E-mail：zhiliang @ pmph.com

# 前　言

　　内科学是临床医学的基础学科,除了严谨复杂的理论体系外,内科学也涵盖众多技能操作,其中胸膜腔穿刺术、胸腔闭式引流术、腹膜腔穿刺术、心包腔穿刺术、骨髓穿刺术、骨髓活组织检查术、腰椎穿刺术作为临床的核心基本操作技术,是相关疾病的常用诊断和治疗方法。因此,临床各级医生及医学生均应熟练掌握相关穿刺的基本技能。目前,内科四大穿刺技术(胸膜腔穿刺、腹膜腔穿刺、骨髓穿刺、腰椎穿刺)是执业医师考试的必考项目。

　　目前,随着新的医师法出台,患者维权意识提高,不断扩招的医学生与临床医学教育资源严重不足的矛盾日益突出,医学生的临床实践空间极为狭窄。依赖于"看一个、学一个"的师傅带徒弟式的传统学习方式已不能满足医学生掌握穿刺技能的要求。因此,开设临床技能课程,大力发展医学模拟教育,应用仿真穿刺模型对学生进行相关技能的训练已成为医学教育的共识。但在某些教科书上涉及穿刺部分内容的描述较为简略,写法上也存在着一定的差异。还有一些院校撰写的临床技能方面的教材涉及穿刺技术的篇幅较少,主要以文字罗列操作步骤,缺乏对内在知识点的详细解释和基础理论与临床应用之间的衔接,没有技术视频和图片展示,使得教师在授课中较难诠释穿刺步骤,学生在学习中缺乏感性认识和操作指导。为保障穿刺技能教学的准确性、严谨性和系统性,我们特编著此书,供教师、医学生及临床青年医生参考。

本书以国家卫生健康委员会"十三五"规划教材《诊断学》(第9版)、《内科学》(第9版)为依据,全面介绍了临床主要穿刺技术的概念、适应证、禁忌证、操作方法、常见并发症、注意事项等内容,尤其注重基础理论知识与临床实际应用的结合,凸显重要概念、知识点之间的内在逻辑联系,使医学生在掌握操作技术的同时也理解穿刺技术在疾病诊断和治疗中的临床意义。注重规范操作的细节演示和穿刺顺序,按照临床面对真实患者的穿刺步骤实施,帮助医学生建立临床穿刺技术的整体概念并能熟练运用于临床实践。本书配备大量图片,详细、直观地演示穿刺解剖部位,分解穿刺动作,展示每一个操作步骤,并配以文字解释,图文并茂;并借力"互联网+"医学教育的数字化创新发展,将各项穿刺操作的重点步骤拍摄为视频,在传统纸质出版的基础上,融入指导性、实操性更强的数字内容,便于读者更好地学习、掌握穿刺技能。

本书兼具先进性、针对性和实用性,为袖珍版口袋书,便于师生携带并随时翻阅,可作为医学生学习穿刺技能时反复训练、自我评估的依据,也可作为教师进行临床技能学实践教学的辅导用书及临床医师工作和备考医师执业考试的参考用书。

本操作手册图片及视频拍摄过程中得到南方医科大学珠江医院电教中心的吴伟雄、梁永生、李翔,呼吸科方泽蓉,原骨科住院医师于强,以及 2016 级临床医学专业欧彩欣同学的大力协助,在此一并诚挚致谢。

为了进一步提高本书的质量,本书出版之际,恳切希望广大读者在阅读过程中不吝赐教,欢迎发送邮件至邮箱 renweifuer@pmph.com,对我们的工作予以批评指正,以期再版修订时进一步完善,更好地为大家服务。

李晓丹

2020 年 4 月

# 《内科临床穿刺操作手册》
# 配套增值内容使用步骤的说明

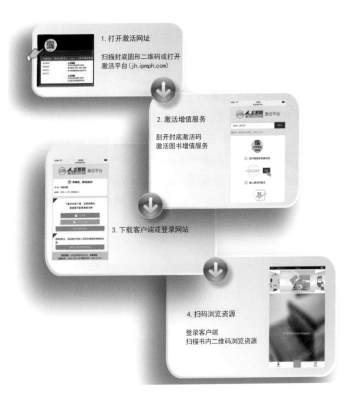

1. 打开激活网址

扫描封底圆形二维码或打开激活平台（jh.ipmph.com）

2. 激活增值服务

刮开封底激活码激活图书增值服务

3. 下载客户端或登录网站

4. 扫码浏览资源

登录客户端扫描书内二维码浏览资源

# 目　录

# 二维码资源目录

(以下视频需下载"人卫图书增值"客户端，扫码方法见说明)

# 第一章

# 胸膜腔穿刺术

【基础知识】

1. **胸膜及胸膜腔的概念** 胸膜（pleura）系起源于中胚层的浆膜,由表面单层排列的半透明的间皮细胞和其下的结缔组织组成。被覆于肺表面和叶间裂的部分称为脏胸膜（visceral pleura）;被覆于肋胸壁内面、膈上面与纵隔侧面的部分称为壁胸膜（parietal pleura）。壁胸膜和脏胸膜相互延续、折返而在左右两肺周围分别形成一个完全封闭、宽 18~20μm 的潜在腔隙,称为胸膜腔（pleural cavity）（图 1-1）。

2. **胸腔积液循环机制** 在生理状态下,胸膜腔内不含气体,平均内压约为 -5cmH$_2$O,有少量液体（5~15ml）,在呼吸运动时起到润滑胸膜、减少摩擦的作用。液体来自壁胸膜、脏胸膜的体循环血管,由于压力梯度通过有渗漏性的胸膜进入胸膜腔,然后通过壁胸膜的淋巴管微孔经淋巴管回吸收,这一形式类似于机体的任何间质腔。正常情况下脏胸膜对胸腔积液循环的作用较小(图 1-2)。

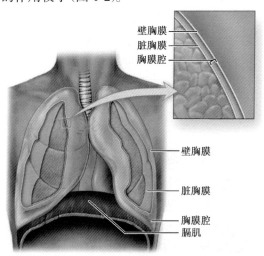

图 1-1　胸膜腔

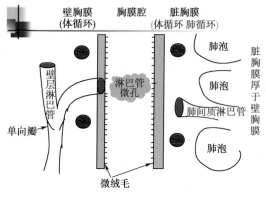

图 1-2　人体胸膜腔结构模拟图

3. **胸腔积液的概念、病因和机制** 胸膜腔和其中的液体并非处于静止状态,在每一次呼吸周期中胸膜腔形状和压力均有较大变化,使胸膜腔内液体持续滤出和吸收,并处于动态平衡,任何因素使胸膜腔内液体形成过快或吸收过缓,即产生胸腔积液(pleural effusions)(图 1-3)。根据胸腔积液的产生原因及性质不同,将其分为漏出液和渗出液两大类。

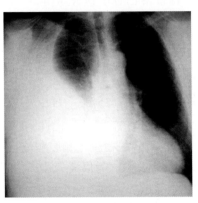

图 1-3 右侧胸腔积液

胸腔积液是常见的临床问题,肺、胸膜和肺外疾病均可引起。临床上常见的病因和发病机制如下:

(1)胸膜毛细血管内静水压增高,如充血性心力衰竭、缩窄性心包炎、血容量增加、上腔静脉或奇静脉受阻,产生胸腔漏出液。

(2)胸膜通透性增加,如胸膜炎症(肺结核、肺炎),结缔组织病(系统性红斑狼疮、类风湿关节炎),胸膜肿瘤(恶性肿瘤转移、间皮瘤),肺梗死,膈下炎症(膈下脓肿、肝脓肿、急性胰腺炎)等,产生胸腔渗出液。

(3)胸膜毛细血管内胶体渗透压降低,如低蛋白血症、肝硬化、肾病综合征、急性肾小球肾炎、黏液性水肿等,产生胸腔漏出液。

(4)壁胸膜淋巴引流障碍,如癌症淋巴管阻塞、发育性淋巴管引流异常等,产生胸腔渗出液。

(5)损伤,如主动脉瘤破裂、食管破裂、胸导管破裂等,产生血胸、脓胸和乳糜胸。

(6)医源性,药物、放射治疗、消化内镜检查和治疗、支气管动脉栓塞术、冠状动脉旁路移植术等,均可能引起渗出性或漏出性胸腔积液。

**4. 胸腔积液的检查**　胸腔积液分为漏出液和渗出液两大类。漏出液为非炎性积液,主要是由于血浆胶体渗透压降低或毛细血管内流体静脉压升高等原因造成液体顺压力梯度渗漏入胸膜腔。此两种原因造成的漏出液常为多浆膜腔积液,同时伴有组织间液增多引起的水肿。渗出液为炎性积液,由于病原体的毒素、组织缺氧及炎性介质作用使血管内皮细胞受损,导致血管通透性增加,使得血液中大分子物质如清蛋白、白蛋白、纤维蛋白原等,以及各种细胞成分渗出血管壁。渗出液的主要原因是各种病原微生物的感染、外伤、化学性刺激等非感染性因素、恶性肿瘤、风湿性疾病等。渗出液常表现为单一浆膜腔积液。

**胸腔积液的检查分为以下几项：**

（1）一般性状或常规检查：如颜色、透明度、比重、凝固性等。

（2）化学或生化检查：如黏蛋白定性试验——Rivalta 试验、蛋白定量试验、葡萄糖测定、乳酸测定、乳酸脱氢酶（LDH）等。

（3）显微镜检查：如细胞计数、细胞分类、脱落细胞检测、寄生虫检测等。

（4）酶活性测定：如腺苷脱氢酶（ADA）、乳酸脱氢酶（LDH）及其同工酶、淀粉酶、溶菌酶（LZM）、血管紧张素转化酶（ACE）等。

（5）免疫学检查：如癌胚抗原（CEA）、T 淋巴细胞亚群测定等。

（6）其他：如细菌学检查等。

可根据上述检查的结果鉴别渗出液和漏出液，积液的比重和蛋白量测定对鉴别非常有意义，目前多采取 Light 标准，应用积液 / 血清总蛋白的比值，积液 / 血清 LDH 的比值和 LDH 3 项检测，基本可作出正确的积液分类。正确鉴别漏出液和渗出液对于某些疾病的诊断和治疗均有重要意义。

**5. 气胸**　正常情况下胸膜腔内没有气体，呼吸周期胸腔内压均为负压，当胸膜腔内出现气体时，引起胸腔积气，称为气胸（pneumothorax）（图 1-4）。气胸根据发生原因可分为自发性、外伤性和医源性。自发性气胸又可分为原发性和继发性,前者发生在无基础肺疾病的健康人,多见于瘦高体形的男性青壮年,常规X线检查肺部无显著病变,但可有胸膜下肺大疱,多在肺尖部,原因尚不清楚;后者常发生在有基础肺疾病的患者,如慢性阻塞性肺疾病、肺结核、肺脓肿等,病变引起细支气管不完全阻塞,形成肺大疱破裂。外伤性气胸系胸壁的直接或间接损伤引起。医源性气胸由诊断和治疗操作所致。脏胸膜破裂或胸膜粘连带撕裂,如其中的血管破裂可形成自发性血气胸。

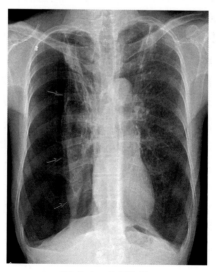

图 1-4 右侧气胸

胸膜腔内出现气体仅在3种情况下发生:

①肺泡与胸腔之间产生破口,气体从肺泡进入胸膜腔直至压力差消失或破口闭合;②胸壁创伤产生与胸腔的交通,也出现同样结果;③胸腔内有产气微生物。临床上主要见于前两种情况。

根据脏胸膜破裂情况不同及其发生后对胸腔内压力的影响,自发性气胸通常分为以下3种类型:①闭合性(单纯性)气胸;②交通性(开放性)气胸;③张力性(高压性)气胸。气胸时失去了负压对肺的牵引作用,甚至因正压对肺产生压迫,使肺失去膨胀能力,表现为肺容积缩小、肺活量减低、最大通气量降低的限制性通气功能障碍,产生通气/血流比例下降,出现低氧血症。大量气胸时,由于失去负压吸引静脉血回心,甚至胸腔内正压对血管和心脏的压迫,使心脏充盈减少,心搏出量降低,引起心率加快、血压降低,甚至休克。张力性气胸可以引起纵隔移位,导致循环衰竭,甚至死亡。

## 【适应证】

1. **诊断性穿刺**　抽出胸腔积液进行化验,明确其性质以协助诊断及鉴别诊断。

2. **治疗性穿刺**

(1)抽液或抽气以减轻对肺脏或大血管的压迫,改善呼吸或循环障碍。

(2)胸腔积脓时抽吸脓液治疗脓胸,防止脓胸进一步发展,并可对脓液进行培养及药物敏感试验以指导治疗。

（3）通过胸膜腔穿刺（thoracentesis）向胸膜腔内注入药物（抗生素、抗肿瘤药物、粘连剂等）以行局部治疗。

【禁忌证】

1. 严重出、凝血机制障碍或近期服用肝素等抗凝药物进行抗凝治疗等有出血倾向者。

2. 病情垂危、极度衰弱不能耐受者。

3. 剧烈咳嗽难以定位或操作不合作者。

4. 严重胸膜粘连、肺结核、肺气肿等患者，或病变邻近心脏、大血管及胸腔积液量甚少者，胸膜腔穿刺应特别慎重。

5. 穿刺点局部皮肤有炎症、外伤者，该处不宜进行穿刺。

【操作方法】

**1. 术前准备**

（1）实习医师的准备：实习医师在带教老师的指导下方可进行此项操作。核对患者信息，了解患者病情，熟悉相关检查结果，了解胸膜腔穿刺的目的、适应证和禁忌证，复习操作要领，并向老师面述本操作的全过程（如术前准备、操作步骤、术后注意事项等），经老师批准后方能进行。

（2）患者的准备：进行医患沟通，使其了解此项操作的目的、意义和主要操作过程，告知患者可能出现的并发症，向患者讲解《知情同意书》（图 1-5），请患者或法定代理人同意后签名，主持本操作的执业医师亦要签名。嘱患者排尿、排便,做好穿刺前准备。情绪紧张的患者,术前可肌内注射地西泮(安定)10mg 镇静;剧烈咳嗽的患者可给予可待因 30mg 口服以止咳。检查或监测患者血压、脉搏等生命体征时,带患者到处置室,对于病情危重患者可在床边进行穿刺。

## 胸膜腔穿刺术操作知情同意书

姓名 ×××　科别 呼吸内科　床号 ×× 床　住院号 ×××××× ID 号××××××

患　　　者:　×××　　　性别:　男/女　　年龄:　××岁
诊　　　断:　胸腔积液/气胸
拟行检查、治疗:　胸膜腔穿刺术
手 术 目 的:　辅助诊断,缓解症状
拟行麻醉方式:　局部麻醉
拟行手术日期:　　　年　　月　　日

医疗风险告知:鉴于患者所患疾病,需实施本项手术(操作),因本项手术(操作)是一种创伤性医疗手段,存在一定医疗风险,特此郑重向患者及家属告知。

本次手术可能发生的并发症及危险告知如下:
1.　麻醉意外,麻药过敏;
2.　咯血、气胸、血胸、血气胸;
3.　肋间神经、血管损伤;
4.　胸腔脏器损伤;
5.　操作失败;
6.　结核或肿瘤局部播散、种植、瘘道形成;
7.　出现复张性肺水肿:呼吸困难、咳嗽、喷粉红色泡沫痰等;
8.　出现胸膜反应:头晕、心率减慢、血压下降等,甚至危及生命;
9.　其他不可预知的后果。

　　患者本人或家属已经认真阅读了以上各项内容,经手术医师以通俗的语言详细解释了该手术的风险及可能发生的并发症,患者本人及家属已经了解手术的目的及本同意书全部内容的含义。经慎重考虑,决定□同意/□不同意 接受该手术治疗,与医院共同承担手术风险。若在执行手术的过程中,出现本手术同意书未预先告知的术前无法预料的特殊情况,为了抢救患者的生命,或者为了患者的根本利益,同意并接受医师根据具体情况和抢救治疗原则,实施相应的治疗措施。

　　　　　　　　　　　　　　　　　　谈话医师签名:×××

知情人签名:　　　　　　　　　　　　与患者关系:
性　　　别:　　　　　　　　　　　　年　　龄:
身份证号码:　　　　　　　　　　　　联系电话:
住　　　址:
立书时间:　　　年　　月　　日　　时　　分

图 1-5　胸膜腔穿刺术知情同意书

（3）物品及器械的准备：物品及器械包括穿刺包（弯盘1个、镊子1把、无菌洞巾1个、巾钳2把、止血钳2把、穿刺针及胶管2个、纱布2块、试管2个），治疗盘（消毒剂、棉签或棉球、胶布、局麻药2%利多卡因）、注射器、帽子、口罩、无菌手套（两副）、容器、污物盒、血压计、0.1%肾上腺素、肝素（必要时）等（图1-6）。可以使用由医院供应室提供的经高温消毒、可反复使用的穿刺包（图1-7，图1-8），也可使用一次性胸膜腔穿刺包（图1-9）。

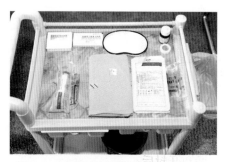

图1-6 胸膜腔穿刺术所需器械及用品

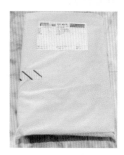

图1-7 反复使用的胸膜腔穿刺包

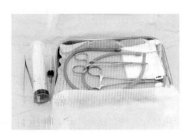

图 1-8 胸膜腔穿刺包内器械

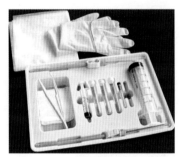

图 1-9 一次性胸膜腔穿刺包

　　检查各物品的消毒状态及有效日期,包括总有效期和开封后有效期(图 1-10)。治疗车及物品置于操作者右手边。

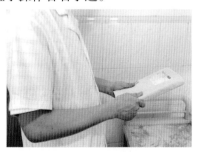

图 1-10 检查穿刺包

(4)填写试验申请单及准备容器:如为诊断性穿刺,应按照需要填写试验申请单和准备相应的器皿。

**2. 穿刺操作** 术者戴口罩、帽子、洗手。

(1)选取合适的穿刺体位:患者取反坐骑椅位,双前臂平置于椅背上缘,椅背上搭放枕头,患者额头伏于前臂(图 1-11)。重症患者可取 45° 半卧位,患侧前臂上举抱于枕部,使肋间隙增宽,便于操作(图 1-12)。充分暴露穿刺部位。

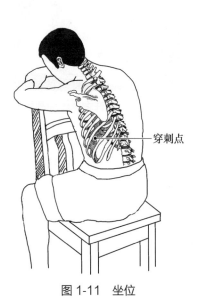

穿刺点

图 1-11　坐位

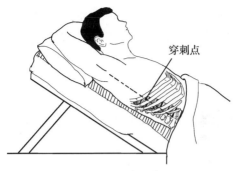

图 1-12 半卧位

(2)确定穿刺点:①胸腔积液抽液:叩诊双肺,从上到下,左右对比,穿刺点选在叩诊实音最明显处进行,积液较多时可选肩胛下角线、腋后线第 7~8 肋间,腋中线第 6~7 肋间,腋前线第 5~6 肋间为穿刺部位(图 1-13,图 1-14)。小量积液或包裹性积液可根据 X 线或超声检查定位,需注意穿刺时要与定位时体位相同。避免在第 9 肋下穿刺,以免伤及膈肌和腹内脏器(胸膜腔穿刺术 a:确定及标记穿刺点见视频 1)。②气胸抽气减压:可选患侧锁骨中线第 2 肋间或腋中线第 4~5 肋间为穿刺部位,局限性气胸可根据 X 线或 CT 定位(图 1-15)。需要注意的是,通过胸膜腔穿刺术进行抽气主要适用于闭合性(单纯性)气胸,而对于交通性(开放性)气胸和张力性(高压性)气胸只是起到暂时的减压作用。对于交通性气胸和张力性气胸一般需采取胸腔闭式引流;对破口不愈合或肺脏持久不复张者必要时需持续负压抽吸治疗;同时存在胸膜腔积液、积气的液气胸时宜选择胸腔闭式引流。

视频 1
胸膜腔穿刺术 a:确定及标记穿刺点

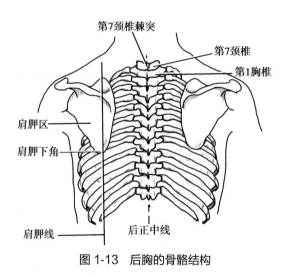

第7颈椎棘突

第7颈椎

第1胸椎

肩胛区

肩胛下角

后正中线

肩胛线

图 1-13 后胸的骨骼结构

(3)标记穿刺点:用甲紫(龙胆紫)在穿刺点处皮肤上做标记(图 1-16~ 图 1-18)。

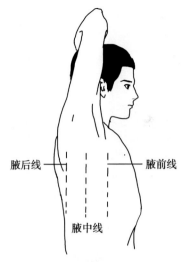

图 1-14 侧胸的体表标线

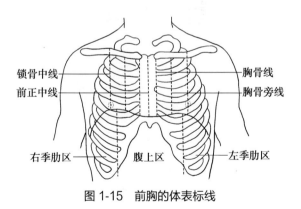

图 1-15 前胸的体表标线

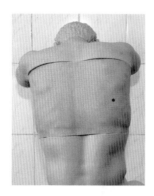

图 1-16　穿刺点
（肩胛下角线）

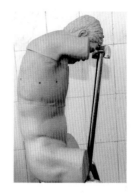

图 1-17　穿刺点
（腋前、腋中、腋后线）

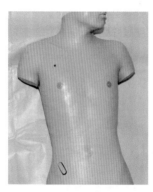

图 1-18　穿刺点（锁骨中线）

　　（4）消毒：每次用 2 根碘酊或碘伏棉签，以穿刺点为中心由内向外依次消毒，消毒范围为直径 15cm，共消毒 3 次（图 1-19，图 1-20）（胸膜腔穿刺术 b：消毒见视频 2）。如果用碘酊消毒，待碘酊干后，用 75% 酒精脱碘 2 次，共消毒 3 次。

如用碘酒棉球消毒,应以握笔式持拿消毒镊,2 把消毒镊交替传递棉球,消毒镊尖端不应超过持镊手指的水平。如果使用一次性胸膜腔穿刺包,消毒用品在包内,为无菌,则需先戴手套再消毒。消毒后棉签、棉球及消毒器具不能放回穿刺包,镊子放在打开的清洁的穿刺包盖子上,棉球丢入污物盒。

　　半打开胸膜腔穿刺包,注意无菌观念,手只能接触有菌区域(图 1-21~ 图 1-25)(胸膜腔穿刺术 c:半打开穿刺包见视频 3)。

视频 2
胸膜腔穿刺术 b:消毒

视频 3
胸膜腔穿刺术 c:半打开穿刺包

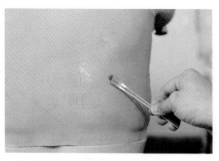

图 1-19　从穿刺点开始由内向外消毒

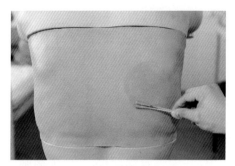

图 1-20 消毒范围直径 15cm

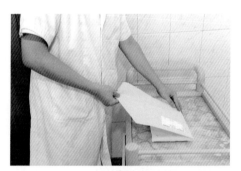

图 1-21 半打开胸膜腔穿刺包(1)

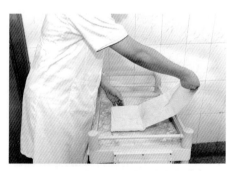

图 1-22 半打开胸膜腔穿刺包(2)

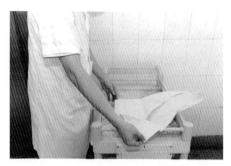

图 1-23 半打开胸膜腔穿刺包(3)

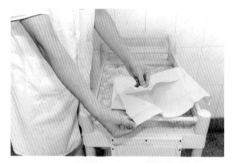

图 1-24 半打开胸膜腔穿刺包(4)

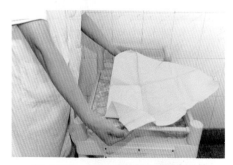

图 1-25 半打开胸膜腔穿刺包(5)

(5)戴无菌手套:两手同时揭开手套袋开口处,分别捏住两只手套的翻折部分,取出手套。将两手套五指对准,先戴一只手,再以戴好手套的手指插入另一只手套的反折内面,同法戴好(图 1-26~图 1-35)。双手调整手套位置,将手套的翻边扣套在工作服衣袖外面。注意滑石粉不要洒落于手套及无菌区内(胸膜腔穿刺术 d:戴无菌手套见视频 4)。

视频 4
胸膜腔穿刺术 d:戴无菌手套

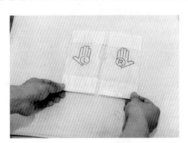

图 1-26 打开手套袋

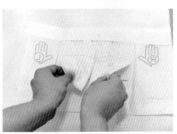

图 1-27 取出手套

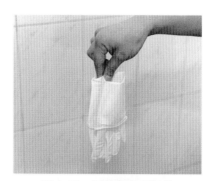

图 1-28　捏住手套反折处

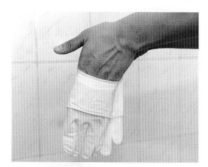

图 1-29　左手戴手套

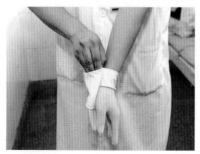

图 1-30　左手全部进入手套

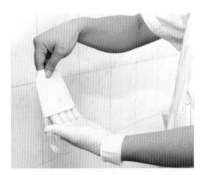

图 1-31　左手手指插入右手手套反折处

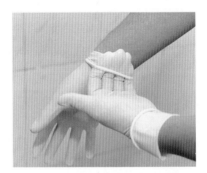

图 1-32　翻转右手手套反折处

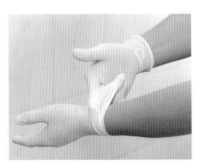

图 1-33　翻转左手手套反折处

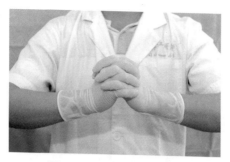

图 1-34　戴好手套后调整

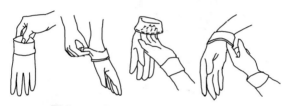

图 1-35　戴手套步骤简易模拟示意图

戴、脱手套时不要强行拉扯手套边缘,并避免污染。要始终在腰部或台面以上水平进行操作。操作者的手在未戴手套前,只允许接触手套袖口向外翻折的部分,不应碰触手套外面。戴好手套后要注意手套内为有菌区域,手套外表面为无菌区域,已经戴好手套的右手不可触碰左手皮肤。

(6) 铺巾、检查器械:全部打开胸膜腔穿刺包,注意手套只能接触包内层无菌区域(图 1-36~ 图 1-39)。展开、铺盖消毒孔巾,铺巾时避免手碰到有菌部位(图 1-40~ 图 1-43),用两把巾钳分别把洞巾的两端夹于卷起的衣物上,固定洞巾(图 1-44~图 1-47)(胸膜腔穿刺术 e:铺洞巾见视频 5)。

视频 5
胸膜腔穿刺术 e:铺洞巾

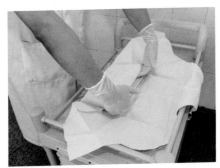
图 1-36　打开胸膜腔穿刺包(1)

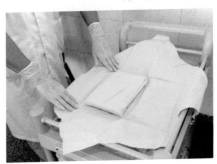
图 1-37　打开胸膜腔穿刺包(2)

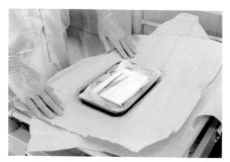

图 1-38　打开胸膜腔穿刺包(3)

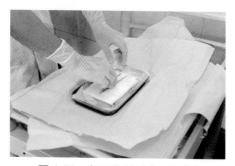

图 1-39　打开胸膜腔穿刺包(4)

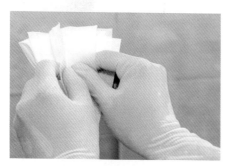

图 1-40　展开洞巾(1)

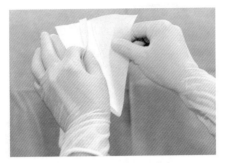

图 1-41 展开洞巾(2)

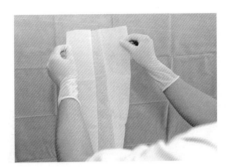

图 1-42 展开洞巾(3)

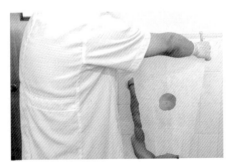

图 1-43 展开洞巾(4)

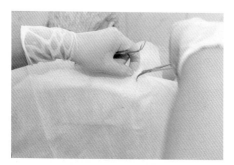

图 1-44　巾钳固定(右侧)

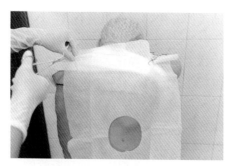

图 1-45　巾钳固定(左侧)

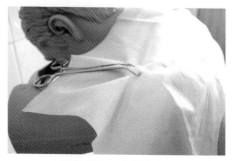

图 1-46　巾钳方向

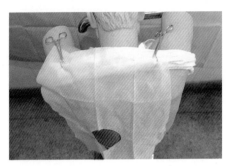

图 1-47　洞巾固定

　　助手撕开注射器外包装袋,注意手不要触碰到注射器,将注射器尾端递给操作者,不要触碰到操作者的手。操作者抽出注射器,不要触碰到包袋外有菌的区域(图 1-48~图 1-50)。

　　快速清点、检查穿刺包内器械,将注射器与橡胶管尾端相连,注意接口勿漏气,向管内注气,观察穿刺针是否通畅,硅胶管有无漏气。用止血钳夹闭与穿刺针相连接的硅胶管的远端备

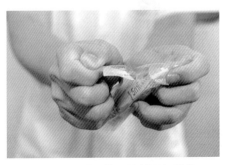

图 1-48　助手撕开注射器包装袋

用。若为一次性胸膜腔穿刺包,则关闭硅胶管开关(图 1-51~ 图 1-55)。如果消毒用品在包内,则此时消毒(胸膜腔穿刺术 f:检查器械见视频 6)。

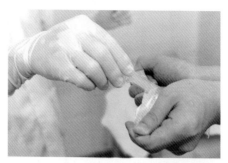

图 1-49　递给操作者

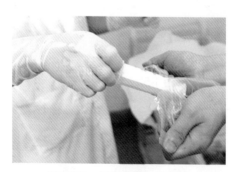

图 1-50　操作者取出注射器

视频 6
胸膜腔穿刺术 f:检查器械

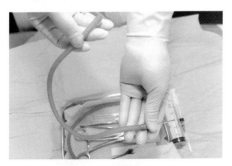

图 1-51 检查器械(1)

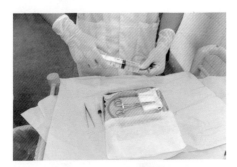

图 1-52 检查器械(2)

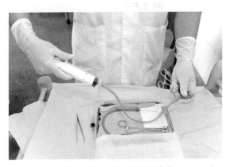

图 1-53 检查器械(3)

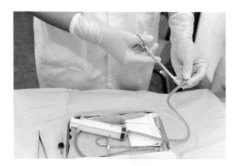

图 1-54　检查器械(4)

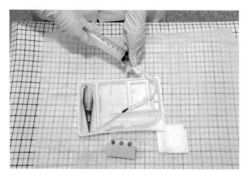

图 1-55　检查器械(5)
(一次性胸膜腔穿刺包)

(7)局部麻醉:检查麻醉药,注意核实麻醉药的种类、有效期、瓶口封闭程度及液体外观情况。助手以碘伏棉签消毒瓶口(进针处),或消毒安瓿及砂轮,折断安瓿颈(图 1-56~图 1-59)。

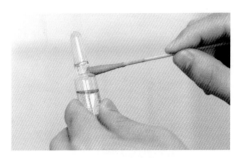

图 1-56　消毒安瓿

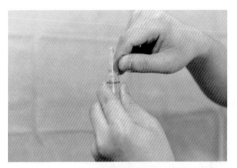

图 1-57　齿轮沿瓶颈划出痕迹

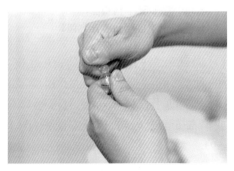

图 1-58　掰开瓶颈

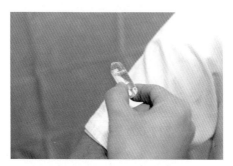

图 1-59  安瓿颈掰开后

以 5ml 注射器抽取 2% 利多卡因 2~3ml，排尽注射器内空气。此时可告知患者即将注射麻醉药，嘱其放松，不要紧张。进针前左手可将一块纱布攥在手心，以左手示指、中指固定并绷紧穿刺部位的皮肤，在穿刺部位所在肋间隙的下一肋骨上缘进针，以防止伤及肋间血管和神经。皮下注射一 0.5cm × 0.5cm 大小的皮丘，皮下出现橘皮样改变，毛孔扩大明显（图 1-60~ 图 1-63）（胸膜腔穿刺术 g:局部麻醉见视频 7）。

视频 7
胸膜腔穿刺术 g:局部麻醉

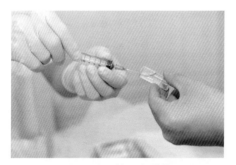

图 1-60 抽取麻醉药

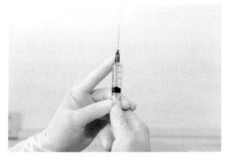

图 1-61 排出空气

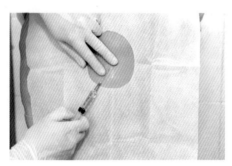

图 1-62 皮下注射皮丘

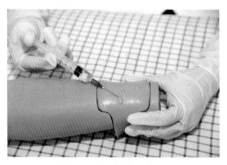

图 1-63　皮丘示意图

再竖起注射器,垂直胸壁进针,自皮肤、皮下、肌层至胸膜壁层逐层进行局部麻醉,进针时先回抽无血液后方可推注麻药(图 1-64,图 1-65),直至抽出液体后退针(此时勿再注射麻药),估算进针深度。如有血液则不可注射麻药,并更改进针位置和方向。退针时右手示指扶住针尾与注射器乳头接头处,以防注射器和针头脱离,退针后立即用左手纱布按压片刻(图 1-66,图 1-67)。

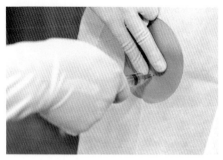

图 1-64　垂直胸壁进针

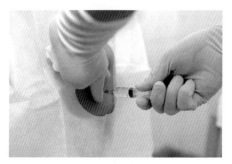

图 1-65　先回抽无血后方可注药

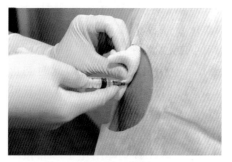

图 1-66　退针

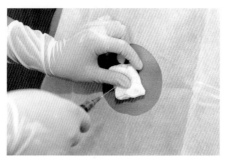

图 1-67　纱布按压

特别需要注意的是,肋间血管和神经位于中层与内层肌肉之间,由上而下依次为肋间静脉、动脉和神经,位于相应的肋骨内面靠近下缘的肋沟内(图 1-68,图 1-69)。因此,穿刺时务必选择穿刺部位所在肋间隙的下一肋骨上缘进针,避免伤及血管及神经。

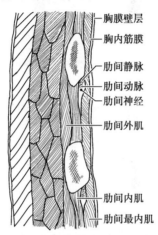

胸膜壁层
胸内筋膜
肋间静脉
肋间动脉
肋间神经
肋间外肌
肋间内肌
肋间最内肌

图 1-68 肋间血管及神经走行

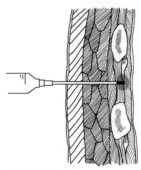

图 1-69 麻醉进针层次

（8）穿刺：根据患者的胸壁厚度及胸腔积液可能的黏稠度选择穿刺针，针座接入乳胶管，用止血钳/开关夹闭硅胶管，或将三通活栓转到与胸腔关闭处（图 1-70~ 图 1-72）。

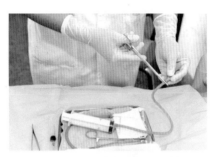

图 1-70　止血钳夹闭硅胶管

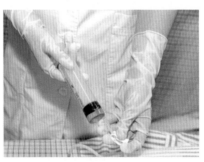

图 1-71　开关夹闭硅胶管
（一次性胸膜腔穿刺包）

此时告知患者穿刺过程中不要讲话和咳嗽，有不适即摇手示意。右手持针，手心握住止血钳及胶管，将穿刺针尖斜面向上，以左手示

活栓使胸膜腔与注射器相通

9.5cm

活栓

口径1cm

活栓使注射器与外界相通

图 1-72　三通活栓示意图

指、中指固定并绷紧穿刺部位的皮肤,垂直胸壁
进针,先刺入穿刺点皮下,再沿局部浸润麻醉的
路径垂直缓慢将穿刺针刺入胸壁,当针锋阻力
突然消失有一明显落空感时,表明已穿透壁胸
膜,进入胸膜腔,此时可见硅胶管与针头相接处
有液体(图 1-73~ 图 1-76)。

　　穿刺过程中应密切注意患者面容、表情、
脉搏等生命体征,与其适当交流,询问其有无异
常感受。

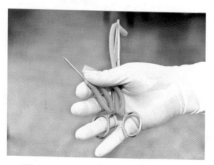

图 1-73　手心握住止血钳及胶管

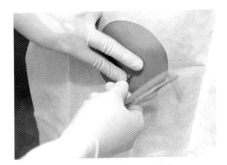

图 1-74　垂直进针(1)

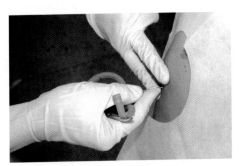

图 1-75　垂直进针(2)

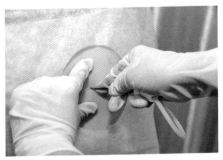

图 1-76　垂直进针(一次性胸膜腔穿刺包)

（9）抽液：助手戴好手套，方法同前。将乳胶管末端接洁净干燥的 50ml 空注射器（图 1-77），松开夹闭乳胶管的止血钳/开关，或转动三通活栓使其与胸腔相通，并用止血钳贴皮肤固定穿刺针，以防止穿刺针位置移动（图 1-78）。术者抽液，每次抽满后助手用止血钳夹闭胶管，以防空气进入胸腔（图 1-79~ 图 1-81）。术者取下注射器，将胸腔积液注入容器中，计量并送常规、生化、细胞学、酶学、细菌学等实验室检查（图 1-82）。如此循环操作反复抽液。蛋白含量高的胸腔积液或血性胸腔积液，应在注射器内加 1ml 肝素，防止胸腔积液凝固阻塞注射器（胸膜腔穿刺术 h：穿刺、抽液见视频 8）。

视频 8
胸膜腔穿刺术 h：穿刺、抽液

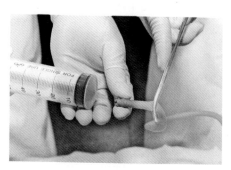

图 1-77　接注射器

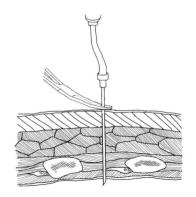

图 1-78 固定穿刺针示意图

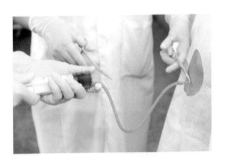

图 1-79 抽液

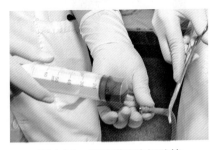

图 1-80 抽液满后夹闭胶管

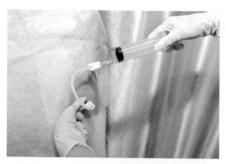

图 1-81 抽液(一次性胸膜腔穿刺包)

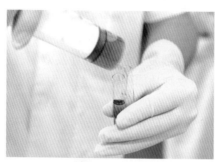

图 1-82 胸腔积液注入试管

诊断性抽液取 50~100ml 即可,行脱落细胞学检查,至少需 100ml,并应立即送检,以免细胞自溶。疑为化脓性感染时,助手用无菌试管留取标本,行涂片革兰氏染色镜检、细菌培养及药敏试验。

治疗性抽液以减压为目的者,首次不超过 600ml,以后每次不超过 1 000ml。两次抽吸的间隔时间一般为 5~7 天,积液量大时可每周 2~3 次或隔日 1 次;如为脓胸,每次尽量抽尽脓液,若脓液黏稠可以用无菌生理盐水稀释后再行抽液。婴幼儿每次抽液不超过 150~200ml,年长儿每次不超过 300~500ml,约 20mg/kg。必要时根据临床情况调整抽液量。

胸膜腔穿刺抽气操作同抽液,用注射器反复抽气,以缓解患者的呼吸困难,或用气胸箱测压抽气。闭合性气胸抽气量:每次不超过 1 000ml,每日或隔日抽气 1 次。

如需胸腔内注药,在抽液完后,将药液用注射器抽好,接在穿刺针后胶管上,回抽少量胸腔积液稀释,然后缓慢注入胸腔内。如为恶性胸腔积液或复发性、连续性及双侧气胸、合并肺大疱及肺功能不全等,可注射硬化剂诱发无菌性化学性胸膜炎,促使脏胸膜与壁胸膜粘连,闭合胸腔,防止胸液重新积聚。具体方法:于抽液后,将药物加生理盐水 20~30ml 稀释后注入。注入部分药物后回抽胸液,再注入部分药液,反复 2~3 次,拔出穿刺针,覆盖纱布,胶布固定,嘱患者卧床 2~4h,并不断变换体位,使药物在胸腔内均匀涂布。如注入药物刺激性强可致胸痛,应在术前给予布桂嗪(强痛定)等镇痛药。

(10)拔针:抽液完毕,用止血钳夹闭硅胶管,用纱布压住针孔处的皮肤,拔出穿刺针,穿刺部位消毒并覆盖无菌纱布,稍用力压迫 1~2min 至无出血,胶布固定(图 1-83~ 图 1-87)(胸膜腔穿刺术 i:拔针见视频 9)。

### 3. 术后处理

(1)告知患者穿刺过程已完毕,询问其有无不适。检查生命体征,观察 5min。

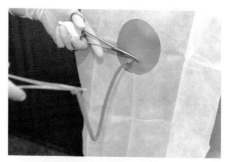

图 1-83　夹闭硅胶管

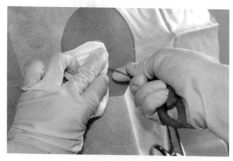

图 1-84　拔针

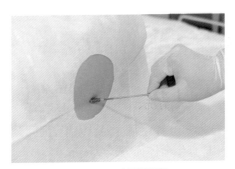

图 1-85　针孔消毒

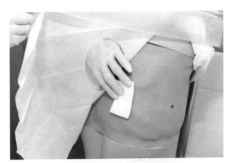

图 1-86　无菌纱布覆盖

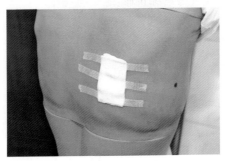

图 1-87　胶布固定

(2)送患者回病房,继续观察。交代其卧床休息,嘱患者 3 天内保持穿刺部位干燥。继续观察患者有无胸闷、胸痛、咳嗽、气急等不适症状。

(3)整理、清洗、消毒器械,将医疗垃圾进行分类处理。

(4)及时送检标本。

(5)做好穿刺记录。

## 【并发症】

可能出现的并发症、原因及避免措施如下:

1. **出血** 若穿刺液开始清澈,以后变为血性,应怀疑可能为损伤肋间血管或胸内较大血管造成出血。此时需立即停止穿刺,严密观察生命体征数小时,必要时复查 X 线胸片。一般出血量较小,患者出、凝血机制正常则不需特殊处理,局部压迫止血,如果出血量较大则需进行药物或其他措施止血,必要时输血。

如抽得全血样液体,需辨别是胸腔内出血还是穿刺本身所造成的出血。胸腔内出血因胸膜的脱纤维作用而使血液不凝固,可将全血样液体置于玻片上观察,若血液迅速凝固多系穿刺针误刺入血管所致,若不能凝固则是胸腔内出血。血性胸腔积液常呈洗肉水样或静脉血样,多见于肿瘤、结核和肺栓塞。

**避免措施:**穿刺应沿下一肋骨上缘垂直进

针,以免损伤肋骨下血管。

2. **气胸** 是最多见的并发症,原因多为进针过快或过深,或穿刺过程中患者咳嗽、突然改变体位,造成穿刺针刺破脏胸膜引起,也可因为在操作过程中未及时夹闭硅胶管而使空气漏入胸膜腔引起。穿刺过程中密切观察患者生命体征和一般情况,一旦出现气胸征象,如突发胸痛、进行性呼吸困难、患侧胸廓饱满、肋间隙变宽、呼吸运动减弱、叩诊呈鼓音等,应立即行 X 线检查,观察气胸的范围及严重程度。如为少量气胸则无须特殊处理,多可自行吸收,肺压缩在 20% 以上出现明显症状者,可行抽气治疗。如果引起的气胸较为严重,影响患者通气功能或形成张力性气胸,则应安置胸膜腔闭式引流管排气(图 1-88,图 1-89)。

**避免措施:**穿刺前后应仔细查体,如有严重胸膜粘连、肺结核、肺气肿等情况操作时应特别慎重。穿刺前定位应准确,应在叩诊浊音最明显处穿刺,少量积液者应利用 B 超准确定位。操作时注意进针力度,进针勿太深过快,避免肺部损伤。操作中要注意及时用止血钳夹闭胶管,防止空气进入胸腔。穿刺时嘱患者放松,切勿剧烈咳嗽或突然变动体位。

3. **血气胸** 同时损伤了肺实质和肋间血管,造成出血和气胸的表现。血气胸多病情凶险,应密切观察病情变化,必要时安置胸膜腔闭式引流管引流或进行外科手术治疗。

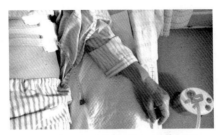

图 1-88　胸腔闭式引流示意图(1)

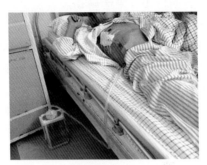

图 1-89　胸腔闭式引流示意图(2)

**避免措施:**穿刺时务必沿下一肋骨的上缘垂直进针,避免损伤肋骨下血管。穿刺前后应仔细查体,穿刺前诊断明确,准确定位,进针勿太深过快,避免刺破肺脏。操作中及时用止血钳夹闭胶管,防止空气进入胸腔。穿刺时嘱患者放松,切勿剧烈咳嗽或突然变动体位。

4. **胸膜反应**　往往发生在穿刺早期,可由于麻醉不充分或患者过于紧张恐惧、痛觉过敏等原因造成,患者出现胸膜剧烈疼痛,引发迷走神经兴奋,表现为血压下降、头晕、面色苍白、出汗、心悸、胸部压迫感或剧痛、昏厥等过敏反应；极为严重者可出现胸膜休克(pleural shock)，患者表现为血压下降、脉细速、皮肤湿冷、发绀、意识模糊等表现。

**避免措施**：对于紧张敏感的患者可在术前给予镇静药物；麻醉时应打好皮丘，逐层麻醉应充分；穿刺过程中患者应避免咳嗽及转动，放胸腔积液时勿过快。术中密切观察患者反应，如出现胸膜过敏反应的各种征象时，应立即停止抽液，拔出穿刺针。让患者平卧，吸氧，必要时皮下注射 0.1% 肾上腺素 0.3~0.5ml。出现胸膜休克时需进行抗休克处理。

5. **复张性肺水肿**　往往发生在穿刺中、后期。当抽出胸腔积液或气体过多过快时，长期萎陷的肺可因突然的迅速复张而引起血管通透性过强而致复张性肺水肿，患者出现剧咳、气促、呼吸困难、咳大量泡沫样痰、面色灰白或发绀、烦躁等症状，双肺满布湿啰音，$PaO_2$ 下降，X线检查显示肺水肿征。

**避免措施**：抽液不可过多过快，严防肺迅速复张而出现复张性肺水肿。如出现上述征象则立即停止抽液，进行吸氧、镇静、利尿、扩血管等处理。此种肺水肿一般预后良好，3~4 天内即自行消退。大量胸腔积液或气胸患者如采取分次抽液，一次抽液或抽气不过多、过快，一般不会发生肺水肿。

6. **腹腔脏器损伤**　进针过低或过深，可能会损伤肝、脾等腹腔脏器,出现腹痛等症状。

避免措施:切勿在第 9 肋间以下穿刺,以免刺破膈肌损伤腹腔脏器。

7. **咯血** 若穿刺针刺入肺并损伤肺血管,可造成咯血。较为少见。

避免措施:严格按照操作程序,勿进针过快过深。一旦出现咯血应立即停止穿刺,严密观察病情。

8. **胸壁或胸腔感染** 主要见于反复多次行胸膜腔穿刺患者,与操作者无菌观念不强有关,在操作中引起胸膜感染所致。患者可出现胸壁蜂窝织炎,胸壁局部皮肤出现红肿热痛的炎症表现,严重者出现胸腔内感染,后期可出现脓胸,表现为发热、胸痛、呼吸困难等症状,是较为严重的并发症,一旦发生应行相关实验室及影像学检查,明确病变部位并判断严重程度,及时做细菌培养及药敏试验,使用适宜抗生素治疗,并进行脓液引流。

避免措施:操作过程中加强无菌观念,避免病原体感染。对于需多次行胸膜腔穿刺抽液者,可行胸腔闭式引流术。

# 第二章

# 胸腔闭式引流术

【基础知识】

　　胸腔闭式引流术的概念　胸腔闭式引流术（closed drainage of thoracic cavity）是将引流管一端放入胸腔内，而另一端接入比其位置更低的水封瓶，以便排出气体或收集胸腔内的液体，使得肺组织重新张开而恢复功能。作为一种治疗手段广泛地应用于血胸、气胸、脓胸的引流及开胸术后，对于疾病的治疗起着十分重要的作用。

【适应证】

　　1. 中、大量气胸，或开放性气胸、张力性气胸者，胸膜腔穿刺效果欠佳，需要置管引流。
　　2. 气胸经胸膜腔穿刺抽气术肺不能复张者。

3. 拔出胸腔引流管后气胸或血胸复发者。

4. 中等量以上血胸或血气胸,均应置管引流,通过观察引流量判断是否为进行性血胸。

5. 乳糜胸。

6. 急性脓胸或慢性脓胸胸腔内仍有脓液。

7. 类肺炎胸腔积液(肺炎旁胸腔积液)pH<7.2。

8. 支气管胸膜瘘。

9. 需要使用机械通气或人工通气的气胸或血气胸。

10. 开胸术术后。

【禁忌证】

1. 血友病等凝血功能障碍或有出血倾向者。

2. 正在接受抗凝治疗者。

3. 结核性脓胸,置管引流易导致胸壁结核感染、播散,伤口不愈。

4. 恶性肿瘤引起的胸腔积液,置管引流有导致胸壁种植可能。

【操作方法】

1. 术前准备

(1)实习医师准备:实习医师在带教老师指导下方可进行此项操作。认真核对患者信息,了解病史,了解胸腔闭式引流的目的,查看凝血功能,评估适应证和禁忌证,根据 X 线胸片、CT 等影像学资料,局限性或包裹性积液的引流需要超声检查协助定位。术前复习操作要领,并向老师面述本操作的全过程(术前准备、操作步骤、术后注意事项等),经老师批准后方能进行。

(2)患者的准备:进行医患沟通,使其了解此项操作的目的、意义和主要操作过程,告知患者可能出现的并发症,向患者讲解《知情同意书》,请患者或法定代理人同意后签名,主持本操作的执业医师也要签名。嘱患者排净大、小便,做好置管前准备。情绪紧张的患者,术前可肌内注射地西泮(安定)10mg 镇静。检查或监测患者血压、脉搏等生命体征,带患者到处置室,对于病情危重患者可在床边进行操作。

(3)物品及器械的准备:物品及器械包括普通切开包(方盘 1 个、纱布 2 块、3M 卡片 1 张、4 号柄配 20 号刀片 1 个、有齿镊 1 把、无齿镊 1把、4 号线配针 1 个、1 号线配针 1 个、弯止血钳1 把、直止血钳 2 把、持针器 1 把、弯剪刀 1 把、布巾钳 2 把、探针 1 个、闭口洞巾 1 个),治疗盘(消毒剂、棉签或棉球、胶布、2% 利多卡因),胸腔闭式引流管(引流液体一般选用外径约 0.8cm透明塑料管或硅胶管,也可选用商用的穿刺套管,单纯气胸可选用口径较细的引流管),水封瓶,生理盐水 500ml,注射器,帽子,口罩,无菌手套(2 副),容器,污物盒,血压计,0.1% 肾上腺素等。检查各物品的消毒状态及有效日期,包括总有效期和开封后有效期(图 2-1~ 图 2-6)。治疗车及物品置于操作者右手边。

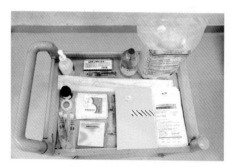

图 2-1 物品准备

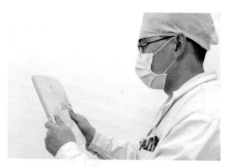

图 2-2 检查消毒状态及有效期

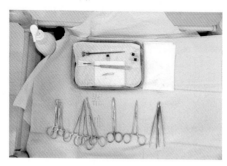

图 2-3 普通切开包内物品

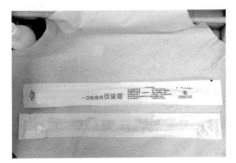

图 2-4　闭式引流管

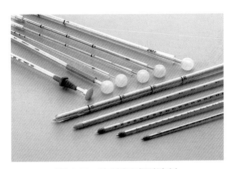

图 2-5　胸腔闭式引流针

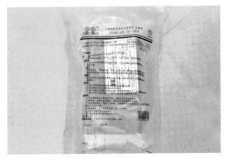

图 2-6　水封瓶

**2. 穿刺操作** 术者戴口罩、帽子。

(1)选取合适的体位:气胸患者常取坐位或斜坡仰卧位;胸腔积液患者取半卧位或斜坡仰卧位,稍偏向健侧(图2-7)。

(2)确定切口部位:再次核对患者胸部X线、CT或B超检查,叩诊、听诊双肺,结合辅助检查及物理检查结果确定切口部位(图2-8,图2-9)。

1)气胸抽气减压:一般多取患侧锁骨中线第2肋间进行,或在腋前线第4~5肋间,此切口部位位于背阔肌前缘、胸大肌外侧缘、经乳头的水平线所构成的三角区内,肌肉相对少,又称"安全三角"(图2-10,图2-11)。

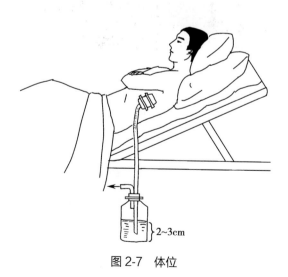

图2-7 体位

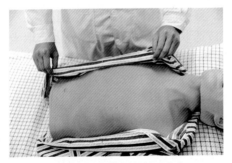

图 2-8　确定切口部位(1)

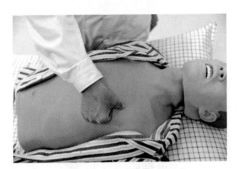

图 2-9　确定切口部位(2)

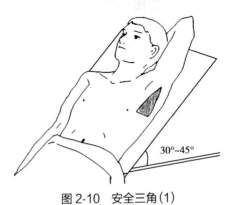

图 2-10　安全三角(1)

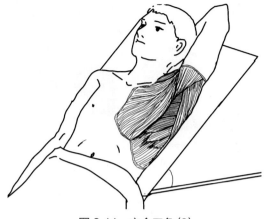

图 2-11　安全三角 (2)

2) 胸腔积液引流:多选择在腋中线与腋后线间的第 6~7 肋间,此处可作为日后胸腔镜探查手术的观察孔。

3) 局限性气胸或需引流的胸腔积液:应在 X 线透视下或根据胸部 X 线摄片适当部位进行置管引流(胸腔闭式引流术 a:确定切口部位见视频 10)。

视频 10
胸腔闭式引流术 a:确定切口部位

(3) 标记切口部位:用甲紫(龙胆紫)在切口部位皮肤做一 1~2cm 长的标记线(图 2-12)。

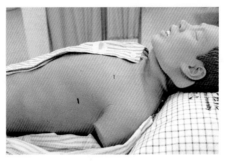

图 2-12 标记

（4）消毒：每次用 2 根碘伏或安尔碘棉签，以穿刺点为中心由内向外依次消毒，范围直径 15cm，共消毒 3 次（图 2-13，图 2-14）。如果用碘酊消毒，待碘酊干后，用 75% 酒精脱碘 2 次，共消毒 3 次。如用碘酒棉球消毒，应以握笔式持拿消毒镊，2 把消毒镊交替传递棉球，消毒镊尖端不应超过持镊手指的水平。半打开普通切开包，注意无菌观念，手只能接触有菌区域（图 2-15）（胸腔闭式引流术 b：消毒、半打开普通切开包见视频 11）。

视频 11
胸腔闭式引流术 b：消毒、半打开普通切开包

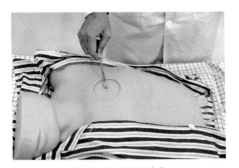

图 2-13　消毒(1)

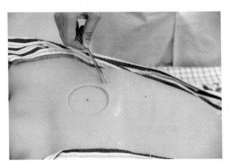

图 2-14　消毒(2)

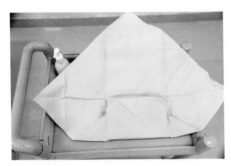

图 2-15　半打开普通切开包

（5）戴无菌手套：具体操作步骤展示见胸膜腔穿刺术（胸腔闭式引流术 c：戴无菌手套、铺洞巾见视频 12）。

视频 12
胸腔闭式引流术 c：戴无菌手套、铺洞巾

（6）铺巾、检查及准备器械：全部打开普通切开包（手套只能接触内层无菌区域），铺消毒孔巾、固定，铺巾时避免手碰到有菌部位（图 2-16，图 2-17）。用 2 把巾钳分别把洞巾的两端夹于衣物上，固定洞巾（胸腔闭式引流术 d：检查器械见视频 13）。

视频 13
胸腔闭式引流术 d：检查器械

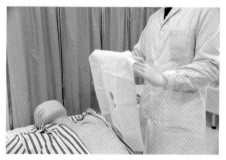

图 2-16　铺洞巾（1）

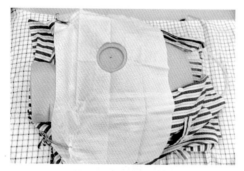

图 2-17　铺洞巾(2)

　　助手撕开注射器外包装袋,注意手不要触
碰到注射器,将注射器尾端递给操作者,不用触
碰操作者的手。操作者抽出注射器,不要触碰
到包袋外有菌的区域。助手以同样的方法将胸
腔引流管及水封瓶、连接管递给操作者。操作
者接好水封瓶连接管接头(图 2-18~图 2-22)。
打开水封瓶盖口。

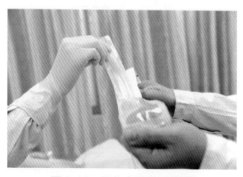

图 2-18　操作者取出引流管

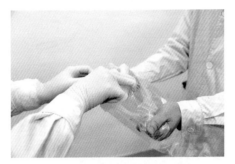

图 2-19　操作者取出水封瓶

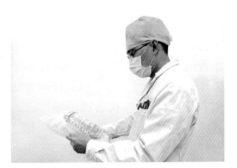

图 2-20　检查水封瓶

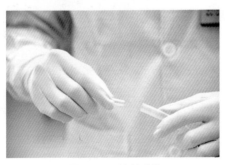

图 2-21　连接(1)

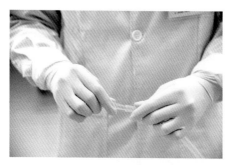

图 2-22　连接(2)

　　助手检查无菌生理盐水(500ml)有效期，使用起瓶器或剪刀撬开铝盖后，消毒塑料瓶盖，右手握盐水瓶签面，先倒出少许盐水清洗瓶口，后往水封瓶内倒入无菌生理盐水(倒水过程注意无菌)，至水封瓶水位线(图 2-23~图 2-27)。

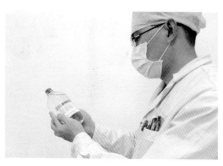

图 2-23　检查生理盐水有效期

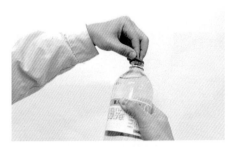

图 2-24 开瓶

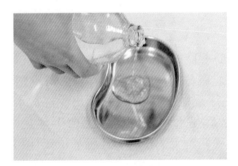

图 2-25 冲洗瓶口

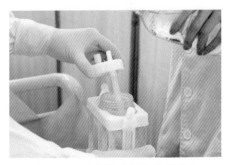

图 2-26 水封瓶中倒入生理盐水

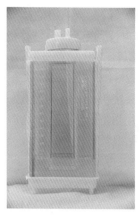

图 2-27　加水至水位线

　　操作者快速清点、检查切开包内器械,注意引流管有无破损(若为套管针,则需检查针芯与胸管的吻合性),右手持止血钳将刀片与刀柄连接。

　　(7)局部麻醉:检查麻药,注意核实麻药种类、有效期、瓶口封闭程度及液体外观情况。助手以碘伏棉签消毒瓶口(进针处),或消毒安瓿及砂轮,折断安瓿颈,以 10ml 注射器抽取 2%利多卡因 10ml,排尽气泡,此时可告知患者即将注射麻药,不要紧张。在穿刺点皮下注射一 0.5cm×0.5cm 大小的皮丘(皮下出现橘皮样改变,毛孔扩大明显),沿切口方向,形成一个 2cm 长的局部皮肤麻醉区域,沿切口逐层麻醉各层组织(包括皮肤、皮下、肌层、肋骨骨膜),麻醉时针尖行走于肋骨上缘,边进针边回抽,无血液

后方可推注麻药,直至抽出液体或气体后退针
(若为液体勿再注射麻醉药)估算进针深度。麻
醉后用有齿镊轻夹麻醉点皮肤,评估麻醉效果
(图 2-28~ 图 2-31)。退针时右手示指扶住针尾
与注射器乳头接头处,以防注射器和针头脱离,
退针后立即用纱布按压片刻(胸腔闭式引流术
e:局部麻醉见视频 14)。

视频 14
胸腔闭式引流术 e:局部麻醉

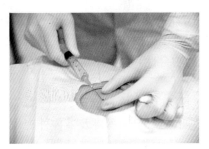

图 2-28　打好皮丘

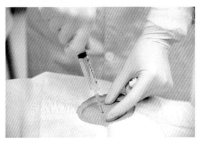

图 2-29　麻醉

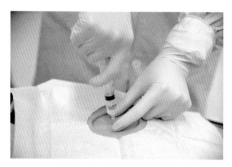

图 2-30　边进针边回抽

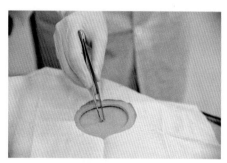

图 2-31　检查麻醉效果

(8)切开、分离

1)操作者将刀片装上刀柄,右手以执笔式持手术刀,于皮肤麻醉区域,沿下位肋间上缘平行肋骨做一 1~2cm 的切口。

2)用 2 把弯止血钳平行于肋骨,于肋骨上缘分别向肋骨平行及垂直方向,交替钝性分离胸壁各层肌层,直至胸膜(图 2-32~图 2-35)。

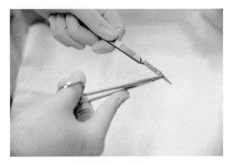

图 2-32 上刀片

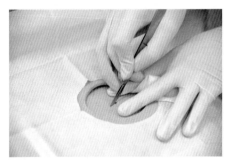

图 2-33 切开皮肤

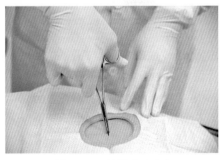

图 2-34 钝性分离(1)

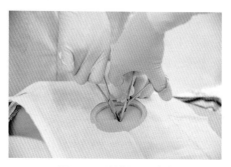

图 2-35 钝性分离(2)

3)用止血钳穿破壁胸膜进入胸腔,此时有明显的突破感,同时切口中有液体溢出或气体喷出,注意控制止血钳深度及方向,防止止血钳尖端伤及肺组织。

4)如胸腔内有粘连(如包裹性积液),可以用戴无菌手套的手指循着通道进入胸腔,分离可能存在的粘连,保证引流效果(图 2-36)。

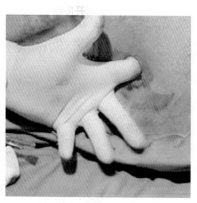

图 2-36 手指分离粘连

5）操作过程中应密切注意患者面容、表情、脉搏等生命体征，与其适当交流，询问其有无异常感受（胸腔闭式引流术 f：切开、分离见视频 15）。

视频 15
胸腔闭式引流术 f：切开、分离

（9）置管及固定

1）助手用止血钳撑开、扩大创口，操作者用止血钳夹闭引流管后端，用另一把止血钳沿长轴夹住引流管前端，顺着撑开的止血钳将引流管送入胸腔，远端朝向胸膜腔顶部，在患者呼气时或嘱患者咳嗽，引流管内出现雾气或有大量积液外流，说明引流管在胸腔内（图 2-37~图 2-40）。

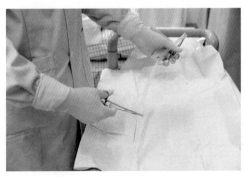

图 2-37　夹闭引流管后端

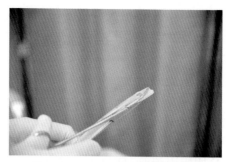

图 2-38 止血钳夹住引流管前端

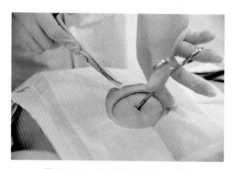

图 2-39 引流管送入胸腔(1)

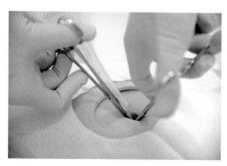

图 2-40 引流管送入胸腔(2)

2）调整引流管植入深度,确认所有侧孔均在胸膜腔内,一般其末端距皮缘至少 5cm 左右。

3）助手协助把引流管远端接水封瓶或闭式引流瓶,松开远端止血钳,观察气泡冒出情况,水柱波动是否良好,必要时调整引流管的位置(图 2-41~ 图 2-45)。

4）固定引流管:切口尖端缝合 1~2 针,在其中一个结上方的 1~2cm 处结扎、固定引流管,以防脱出(图 2-46~ 图 2-51)。碘伏局部消毒 1~2 遍,置管处无菌开口纱布覆盖,胶布缘皮纹方向固定(图 2-52~ 图 2-55)。(胸腔闭式引流术 g:置管见视频 16,胸腔闭式引流术 h:固定引流管见视频 17)。

视频 16
胸腔闭式引流术 g:置管

视频 17
胸腔闭式引流术 h:固定引流管

(10)术后处理

1）告知患者操作已完毕,询问其有无气促、胸痛、心悸、咳泡沫样痰等不适症状。检查生命体征,观察 5min。

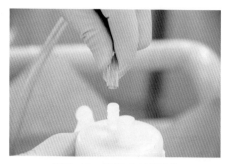

图 2-41　连接水封瓶(1)

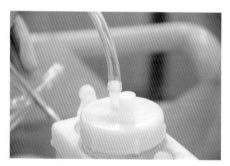

图 2-42　连接水封瓶(2)

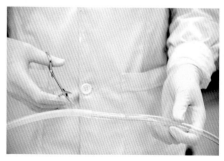

图 2-43　松开远端止血钳

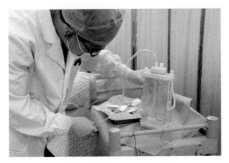

图 2-44 观察气泡冒出情况图

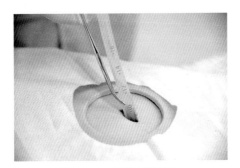

图 2-45 调整引流管深

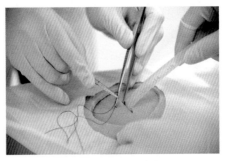

图 2-46 缝合(1)

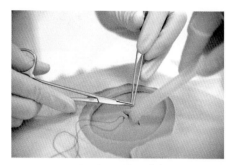

图 2-47　缝合(2)

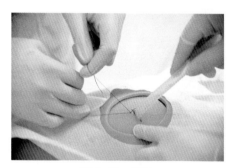

图 2-48　打结

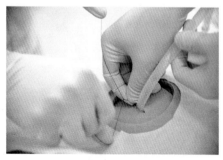

图 2-49　结上方 1cm 处再打结

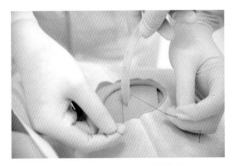

图 2-50 固定引流管(1)

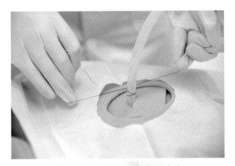

图 2-51 固定引流管(2)

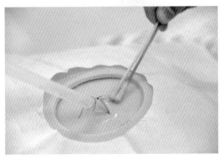

图 2-52 消毒

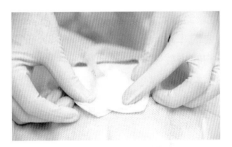

图 2-53　纱布覆盖

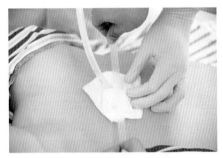

图 2-54　固定(1)

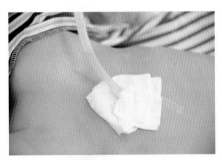

图 2-55　固定(2)

2)送患者回病房,交代其卧床休息,并嘱穿刺部位3天内保持干燥。观察有无面色苍白、呼吸音减弱。若患者症状无缓解或出现新的症状,必要时术后行胸部 X 线检查以评价引流管位置、胸腔内残余积液量和积气。

3)整理、清洗、消毒器械,并将医疗垃圾进行分类处理。

4)做好操作记录。

## 【并发症】

可能出现的并发症、原因及避免措施如下:

1. **出血**　若引流液为全血样液体,需鉴别为胸腔内出血还是操作本身造成的出血。胸腔内出血因胸膜的脱纤维作用而使血液不凝固,可将引流出的全血样液体置于玻片上观察,若血液迅速凝固多系操作误伤血管所致,若不能凝固则是胸腔内出血。血性胸腔积液常呈洗肉水样或静脉血样,多见于肿瘤、结核和肺栓塞。

若怀疑为损伤肋间血管或胸内较大血管造成出血,应严密观察生命体征及血液引流量数小时,必要时复查X线胸片。出血量较小、出、凝血机制正常者不需特殊处理,如果出血量较大则需进行药物或其他措施止血、输血,必要时进行手术治疗。

**避免措施:**麻醉及操作应沿下一肋骨上缘进行,以免损伤肋骨下血管。

2. **胸膜反应**　往往发生在操作早期,可由于麻醉不充分或患者过于紧张恐惧、痛觉过敏等原因造成,患者出现胸膜剧烈疼痛,引发迷走神经兴奋，表现为血压下降、头晕、面色苍白、出汗、心悸、胸部压迫感或剧痛、昏厥等过敏反应；极为严重者可出现胸膜休克（pleural shock），患者表现为血压下降，脉细速，皮肤湿冷、发绀，意识模糊等表现。

**避免措施：**对于紧张敏感的患者可在术前给予镇静药物；麻醉时应打好皮丘，逐层麻醉应充分；穿刺过程中患者应避免咳嗽及转动，放胸腔积液时勿过快。术中密切观察患者反应，如出现胸膜过敏反应的各种征象时，应立即停止操作，让患者平卧，吸氧，必要时皮下注射 0.1% 肾上腺素 0.3~0.5ml。出现胸膜休克时需进行抗休克处理。

**3. 引流不畅或皮下气肿、积液**　多由于插管的深度不够或固定不牢致使引流管或其侧孔位于胸壁软组织中，或引流管被凝血块、纤维条索堵塞。引流管连接不牢，大量漏气也可造成皮下气肿，需调整引流管位置甚至重新置管，或胸带加压包扎。

**避免措施：**引流管需固定牢固，插管时引流管深度合适，其末端距皮缘至少 5cm，若为血胸患者或操作后有血液流出，则需定期观察引流管通畅情况。

**4. 复张性肺水肿**　当引流出胸腔积液或气体过多过快，长期萎陷的肺可因突然的迅速复张而引起血管通透性增加而致复张性肺水肿，患者出现剧咳、气促、呼吸困难、咳大量泡沫样痰、面色灰白或发绀、烦躁等症状,双肺满布湿啰音,$PaO_2$ 下降,X 线检查显示肺水肿征。

避免措施:引流液体或气体不可过多、过快,严防肺迅速复张而出现负压性肺水肿。如出现上述征象则立即停止放液 / 气,进行吸氧、镇静、利尿、扩血管等处理。此种肺水肿一般预后良好,3~4 天内即自行消退。

**5. 重要脏器损伤** 操作过于暴力、胸腔粘连可能导致肺损伤,操作部位选择过低或存在患侧膈肌异常抬高情况,有损伤肝脾等重要脏器可能。

避免措施:尽量避免暴力置管,动作规范、轻柔,胸腔粘连患者需经 B 超或 CT 引导下进行定位置管,避免在第 9 肋间以下进行操作。

**6. 胸壁或胸腔感染** 与操作者无菌观念不强有关,在操作中引起胸膜感染所致。患者可出现胸壁蜂窝织炎,胸壁局部皮肤出现红肿热痛的炎症表现,严重者出现胸腔内感染,后期可出现脓胸,表现为发热、胸痛、呼吸困难等症状,是较为严重的并发症,一旦发生应行相关实验室及影像学检查,明确病变部位并判断严重程度,及时做细菌培养及药敏试验,使用适宜抗生素治疗,并进行脓液引流。

避免措施:操作过程中加强无菌观念,避免病原体感染。引流管留置时间不宜过长,定期检查引流管及伤口情况,定期换药、更换伤口敷料及引流管、引流瓶。

# 第三章 / 腹腔穿刺术

【基础知识】

**1. 腹膜及腹膜腔的概念** 腹膜（peritoneum）是覆盖于腹、盆腔壁和腹、盆腔脏器表面的一层浆膜，薄而光滑，半透明，由内皮和少量结缔组织构成。其中，覆盖于腹、盆腔脏器表面的腹膜较薄，称为脏腹膜（visceral peritoneum），衬于腹、盆腔壁的腹膜较厚，称为壁腹膜（parietal peritoneum）。壁腹膜和脏腹膜互相延续、移行，围成不规则的潜在腔隙，称为腹膜腔（peritoneum cavity）。

男性腹膜腔是一个封闭的腔隙，女性腹膜腔则经输卵管腹腔口、子宫、阴道与外界相通。壁腹膜与腹、盆壁之间有一层疏松结缔组织，称为腹膜外组织，位于腹后壁和腹前壁下部的腹膜外组织中含有较多脂肪。脏腹膜紧贴脏器表面,从组织结构和功能方面都可视为器官的一部分,如胃和肠壁的脏腹膜即是各自的外膜(图3-1,图3-2)。

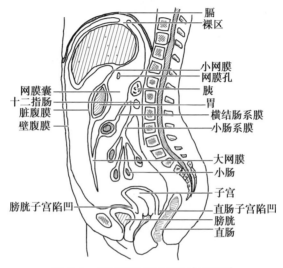

图 3-1 腹膜腔及腹内结构(矢状面)

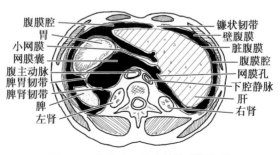

图 3-2 腹膜腔及腹内结构(横贯面)

　　腹膜具有分泌、吸收、保护、支持、防御、修复等功能。在生理状态下,腹膜腔内有少量浆液(100~200ml),液体来自脏腹膜、壁腹膜毛细血管内的血浆滤出,主要通过壁腹膜的淋巴管微孔重吸收。

　　**2. 腹腔积液(腹水)的概念、病因和机制**　当腹膜腔内的液体产生和回吸收不平衡时,引起腹腔内液体病理性积聚超过 300ml,称为腹腔积液或腹水(ascites)(图 3-3,图 3-4)。

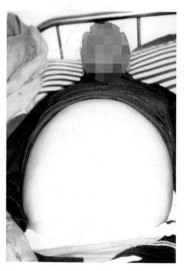

图 3-3　腹水

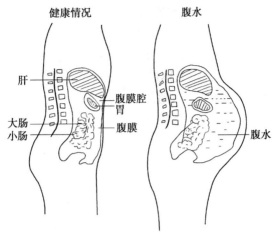

图 3-4　腹水示意图

多种因素可造成腹水,主要原因有:肝源性(肝硬化、酒精性肝炎、肝细胞性肝癌、暴发性肝衰竭等),心源性(充血性心力衰竭、缩窄性心包炎、原发性限制型心肌病等),肾源性(肾病综合征、尿毒症),胆、胰源性(重症胰腺炎、胆道或上消化道穿孔),感染性(结核、胃肠道穿孔、自发性细菌性腹膜炎),肿瘤性(腹腔转移性肿瘤、原发性肝癌、卵巢肿瘤、恶性淋巴瘤等),结缔组织病(系统性红斑狼疮),营养不良性(各种原因引起的严重营养障碍),混合性(腹膜结核+肝硬化、酒精性肝病+酒精性心肌病)等。其中,肝硬化门静脉高压是腹水形成的最主要病因,占所有腹水成因的 75%。

以肝硬化造成的腹水为例,其形成是门静

脉高压和肝功能减退共同作用的结果,为肝硬
化肝功能失代偿期时最突出的表现。主要的发
生机制:①门静脉压力升高。门静脉高压时肝
窦压升高,大量液体进入 Disse 间隙,造成肝淋
巴液生成增加,当超过胸导管引流能力时,淋
巴液从肝包膜直接漏入腹腔而形成腹水。门静
脉高压时内脏血管床净水压增高,促使液体进
入组织间隙,也是腹水成因之一。②血浆胶体
渗透压下降。肝合成白蛋白能力下降而发生
低蛋白血症,血浆胶体渗透压下降,至血管内
液体进入组织间隙,在腹腔形成腹水。③有效
血容量不足。肝硬化时机体呈高心排血量、低
外周阻力的高动力循环状态,此时内脏血管扩
张,大量血液滞留于扩张的血管内,导致有效循
环血量下降(腹水形成后进一步加重,造成恶
性循环),从而激活交感神经系统、肾素 - 血管
紧张素 - 醛固酮系统等,导致肾小球滤过率下
降及水钠重吸收增加,发生水钠潴留。④其他
因素。心房钠尿肽相对不足及机体对其敏感
性下降、抗利尿激素分泌增加可能与水钠潴留
有关。

**3. 腹水的检查**　根据腹水的产生原因
及性质不同,将其分为漏出液和渗出液两大
类。其检查内容主要包括:①一般性状即常规
检查,颜色、透明度、比重、凝固性等;②生化
检查,黏蛋白定性试验 -Rivalta 试验、蛋白定
量试验、葡萄糖测定、乳酸测定、乳酸脱氢酶

（LDH）等；③显微镜检查，细胞计数、细胞分类、脱落细胞检测、寄生虫检测等；④细菌学检查；⑤肿瘤标志物检查，甲胎蛋白（AFP）、癌胚抗原（CEA）等；⑥其他：ADA检查、细菌培养和药物敏感试验、淀粉酶、胆红素、三酰甘油等检查。如果只获取极少量腹水应先送检细胞计数和分类。

可以根据上述检查的结果鉴别渗出液和漏出液，积液的比重和蛋白量测定对鉴别非常有意义，目前多采取Light标准，应用积液/血清总蛋白的比值，积液/血清LDH的比值和LDH 3项检测，基本可作出正确的积液分类。正确鉴别漏出液和渗出液对于某些疾病的诊断和治疗均有重要意义。

**4. 气腹的概念**　当腹膜腔内出现气体时，引起腹膜腔积气，称为气腹（pneumoperitoneum）。气腹分为人工气腹和病理性气腹两类。人工气腹是人为向腹腔内充气，通过横膈的抬高来压迫肺，曾用于肺结核的治疗，主要作为促进顽固性肺结核空洞愈合及出血时的止血措施，随着抗结核治疗手段的不断进展，目前这种方法已少用。另一用途是气腹造影，即腹部的放射影像诊断，但常规的X线影像前后重叠，效果欠佳，适用范围很小，且具有一定的创伤风险性。因此，随着超声、CT、磁共振等现代医学影像学技术的发展，气腹造影这种有创检查已不再使用。

目前人工气腹是腹腔镜技术的重要组成部分,其原理是腹腔充气将前后腹壁分开,形成诊断和治疗的操作空间,避免套针穿刺入腹腔时损伤腹内脏器,是进行后续手术的先决条件。通常腹腔镜的工作气腹压力是 12~15mmHg,在全身麻醉下进行(图 3-5,图 3-6)。

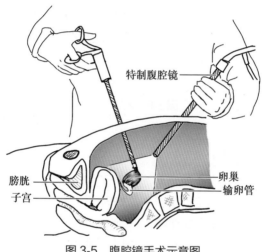

特制腹腔镜

膀胱
子宫

卵巢
输卵管

图 3-5　腹腔镜手术示意图

除了人工气腹,还有病理性气腹,可由于腹壁破损,气体由体外进入腹腔造成,更常见于胃肠道穿孔,气体由消化道进入腹腔,少见的还有腹腔严重的产气菌感染所致,罕见的气囊肿病也可出现气腹。总体来说,病理性气腹量较小,对机体没有什么影响,医学上主要是用做诊断疾病的线索。

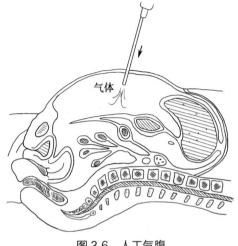

气体

图 3-6 人工气腹

【适应证】

1. **诊断性穿刺** 用于了解腹腔积液的性质,协助确定产生腹水的病因。

2. **治疗性穿刺**

(1)穿刺放液,减轻因大量腹水引起的呼吸困难或腹胀等症状,减少静脉回流阻力,改善血液循环。

(2)某些疾病如腹腔感染、腹腔肿瘤、腹腔结核等可以腹腔给药治疗;重症胰腺炎时,进行腹腔穿刺后予以腹腔灌洗,是重症胰腺炎的一种辅助治疗方法。

(3)向腹腔内注入气体,行人工气腹,便于进行腹腔镜手术。

## 【禁忌证】

1. 因既往手术或炎症引起腹腔内广泛粘连者。

2. 肝性脑病或有肝性脑病先兆者。

3. 肝功能不良者放腹水要尤其慎重,以免诱发肝性脑病。

4. 腹部膨隆而非腹腔积液所致者,包括严重肠胀气、肠梗阻肠管扩张显著、妊娠、巨大卵巢囊肿、包虫病囊性包块等。

5. 严重出、凝血机制障碍,有出血倾向者。

6. 极度衰弱、躁动或精神异常等不能耐受或配合者。

7. 穿刺部位局部皮肤或软组织感染者,该处不宜进行穿刺。

## 【操作方法】

### 1. 术前准备

(1)实习医师的准备:实习医师在带教老师的指导下方可做此操作。操作前核对患者信息,了解患者病情,熟悉腹部 B 超检查结果,了解腹腔穿刺(abdominocentesis)的目的、适应证和禁忌证。复习操作要领,并向老师面述本操作的全过程(术前准备、操作步骤、术后注意事项等),经老师批准后方能进行。

(2)患者的准备:进行医患沟通,使其了

解此项操作的目的、意义和主要操作过程,告知可能出现的并发症,向患者讲解《知情同意书》(图 3-7),请患者或法定代理人同意后签名,主持本操作的执业医师也要签名。嘱患者排尿(防止穿刺时损伤充盈的膀胱)、排便,做好穿刺前准备。检查或监测患者血压、脉搏等生命体征,测量腹围(图 3-8,图 3-9),检查腹部移动性浊音。带患者到处置室,对于病情危重患者可在床边进行穿刺(腹腔穿刺术 a:测量腹围见视频 18)。

视频 18
腹腔穿刺术 a:测量腹围

(3)物品及器械的准备:腹腔穿刺包(弯盘 1 个、镊子 1 把、无菌洞巾 1 个、巾钳 2 把、止血钳 2 把、穿刺针及胶管 2 个、纱布 2 块、试管 2 个),治疗盘(消毒剂、棉签或棉球、胶布、2% 利多卡因局麻药),注射器,帽子,口罩,无菌手套(2 副),污物盒,血压计,0.1% 肾上腺素,容器,试管,腹带等。可以使用由医院供应室提供的经高温消毒、可反复使用的穿刺包,也可使用一次性腹穿包。

检查各物品的消毒状态及有效日期(包括总有效期和开封后有效期)。治疗车及物品置于操作者右手边(图 3-10~图 3-12)。

## 腹腔穿刺术操作知情同意书

姓名 ×××    科别 呼吸内科 床号 ×× 床 住院号×××××× ID 号××××××

患　　者：　　×××　　　性别：　男/女　　年龄：　××岁
诊　　断：　腹腔积液
拟定检查、治疗：腹腔穿刺术
手 术 目 的：辅助诊断，缓解症状
拟行麻醉方式：局部麻醉
拟行手术日期：　　　年　　月　　日

医疗风险告知：鉴于患者所患疾病，需实施本项手术（操作），因本项手术（操作）是一种创伤性医疗手段，存在一定医疗风险，特此郑重向患者及家属告知。

**本次手术可能发生的并发症及危险告知如下：**

1. 麻醉意外，麻药过敏；
2. 穿刺部位疼痛、出血；
3. 腹腔感染、腹腔内出血；
4. 腹腔脏器损伤、肠损伤、出血、穿孔；
5. 操作失败；
6. 结核或肿瘤局部播散、种植、瘘道形成；
7. 穿刺过程中出现头晕、恶心、心悸、气促等症状；
8. 出现电解质紊乱、低血压、休克；
9. 其他不可预知的后果。

　　患者本人或家属已经认真阅读了以上各项内容，经手术医师以通俗的语言详细解释了该手术的风险和可能发生的并发症，患者本人及家属已经了解手术的目的及本同意书全部内容的含义。经慎重考虑，决定□ 同意/□ 不同意 接受该手术治疗，与医院共同承担该手术风险。若在执行手术的过程中，出现本手术同意书未预先告知的术前无法预料的特殊情况，为了抢救患者的根本利益，同意并接受医师根据具体情况和抢救治疗原则，实施相应的治疗措施。

谈话医师签名：×××

知情人签名：　　　　　　　　　　与患者关系：
性　　别：　　　　　　　　　　　年　　龄：
身份证号码：　　　　　　　　　　联系电话：
住　　址：
立书时间：　　　年　　月　　日　　时　　分

图 3-7　腹腔穿刺术知情同意书

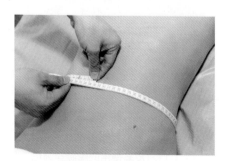

图 3-8　测量腹围(1)

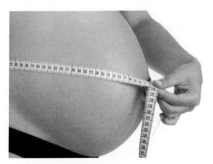

图 3-9 测量腹围(2)

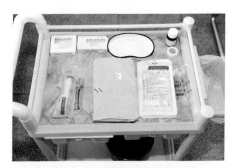

图 3-10 腹腔穿刺术器械

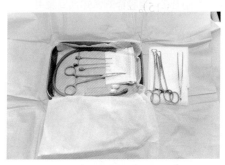

图 3-11 反复使用的腹腔穿刺包

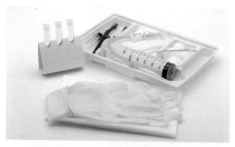

图 3-12　一次性腹腔穿刺包

(4)填写试验申请单及准备容器:如为诊断性穿刺,应按照需要填写试验申请单和准备相应的容器。

**2. 穿刺操作**　术者戴口罩、帽子,洗手。

(1)选取合适的穿刺体位:根据患者病情和需要可取半卧位、仰卧位(图 3-13),尽量使患者舒适,以便能够耐受较长的操作时间。对疑为腹腔内出血或腹水量少者行诊断性穿刺,取侧卧位为宜(图 3-14)。如需放腹水,背部应垫好多头腹带(图 3-15)。

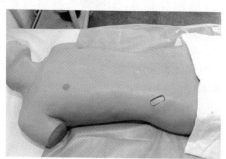

图 3-13　仰卧位腹腔穿刺体位

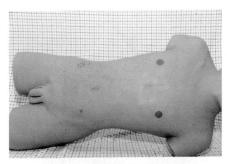

图 3-14　侧卧位腹腔穿刺体位

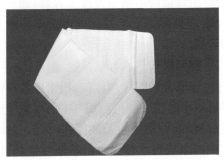

图 3-15　多头腹带

（2）确定穿刺点：①通常选择脐与左侧髂前上棘连线的中、外 1/3 交点，需在腹直肌外侧穿刺，此处不易损伤腹壁下动脉，肠管较易游离，但又不可过于偏外，以免伤及旋髂深血管（图 3-16，图 3-17）。②脐与耻骨联合上缘连线的中点上方 1.0cm，偏左或偏右 1.0~1.5cm，此处无重要器官，穿刺较安全且容易愈合（图 3-18）。③少量腹水行诊断性穿刺者取侧卧位，在脐水平线与腋前线交点处穿刺（图 3-19）。

④包裹性积液，需在 B 超定位引导下穿刺。选择穿刺点时应避开腹壁局部感染灶及腹壁有明显静脉显露或曲张部位。

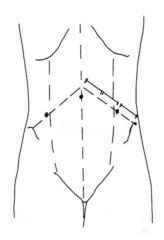

图 3-16 腹腔穿刺穿刺点

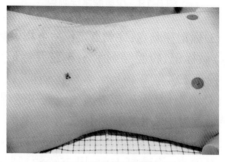

图 3-17 腹腔穿刺穿刺点(1)

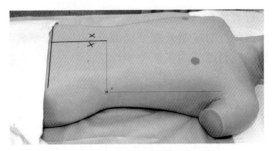

图 3-18　腹腔穿刺穿刺点(2)

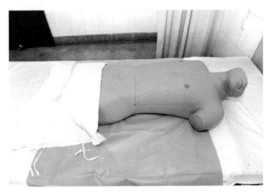

图 3-19　少量腹水穿刺点

(3)标记穿刺点:穿刺点定位后可用甲紫(龙胆紫)做标记(腹腔穿刺术 b:确定及标记穿刺点见视频 19)。

(4)消毒:每次用 2 根碘伏或安尔碘棉签,以穿刺点为中心由内向外依次消毒,范围为直径 15cm,共消毒 3 次(图 3-20,图 3-21)。如果用碘酊消毒,待碘酊干后,用 75% 酒精脱碘 2 次,共消毒 3 次。如用碘酒棉球消毒,应以握笔式持拿消毒镊,2把消毒镊交替传递棉球,消毒镊尖端不应超过持镊手指的水平。如果使用一次性腹穿包,消毒用品在包内,为无菌状态,则需先戴手套再消毒。消毒后棉签、棉球及消毒器具不能放回穿刺包,镊子放在打开的清洁的穿刺包盖子上,棉球置入污物盒。半打开腹腔穿刺包(手只能接触有菌区域)。具体方法见胸腔穿刺术(腹腔穿刺术 c:消毒见视频 20)。

视频 19
腹腔穿刺术 b:确定及标记穿刺点

视频 20
腹腔穿刺术 c:消毒

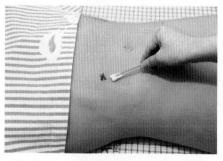

图 3-20 从穿刺点开始由内向外消毒

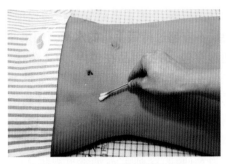

图 3-21 消毒范围为直径 15cm

（5）戴无菌手套：两手同时揭开手套袋开口处，分别捏住两只手套的翻折部分，取出手套。将两手套五指对准，先戴一只手，再以戴好手套的手指插入另一只手套的反折内面，同法戴好。双手调整手套位置，将手套的翻边扣套在工作服衣袖外面。注意滑石粉不要洒落于手套及无菌区内。具体步骤演示见胸膜腔穿刺术。

戴、脱手套时不要强行拉扯手套边缘，并避免污染。要始终在腰部或台面以上水平进行操作。操作者的手在未戴手套前，只允许接触手套袖口向外翻折的部分，不应碰触手套外面。戴好手套后要注意手套内为有菌区域，手套外表面为无菌区域，已经戴好手套的右手不可触碰左手皮肤。

（6）铺巾、检查器械：全部打开腹穿包，手套只能接触内层无菌区域，检查穿刺包内器械，注意穿刺针是否通畅，硅胶管有无漏气。用止血钳夹闭与穿刺针相连接的硅胶管的远程备用，若为一次性腹穿包则关闭硅胶管开关。如果消毒用品在包内，则此时消毒。展开、铺盖消毒孔巾，铺巾时避免手碰到有菌部位，巾钳固定（图3-22~图3-26）。铺巾时避免手碰到有菌部位（腹腔穿刺术 d：铺洞巾见视频21，腹腔穿刺术 e：检查器械见视频22）。

视频21
腹腔穿刺术 d：铺洞巾

视频22
腹腔穿刺术 e：检查器械

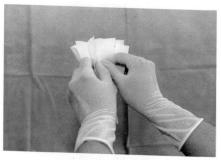

图3-22 展开洞巾(1)

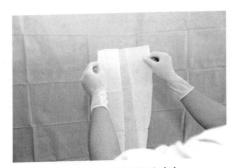

图 3-23 展开洞巾(2)

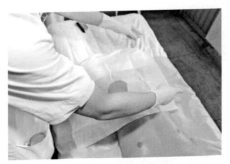

图 3-24 展开洞巾(3)

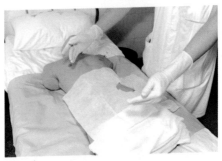

图 3-25 铺洞巾

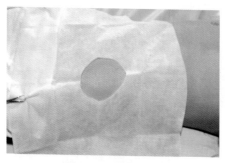

图 3-26　固定洞巾

(7) 局部麻醉:检查麻药,注意核对麻药种类、有效期、瓶口封闭程度及液体外观情况。助手以碘伏棉签消毒瓶口(进针处),或消毒安瓿及砂轮,折断安瓿颈,以 5ml 注射器抽取 2% 利多卡因 2~3ml,排尽气泡,此时可告知患者即将注射麻药,不要紧张。具体步骤演示详见胸膜腔穿刺术(腹腔穿刺术 f:局部麻醉 23)。

进针前左手拿 1 块纱布,在定位点皮下注射一 0.5cm × 0.5cm 大小的皮丘,皮下出现橘皮样改变,毛孔扩大明显。再垂直腹壁进针,自皮肤、皮下、肌层至腹膜壁层逐层进行局部麻醉,边进针边回抽无血液后方可推注麻药,直至抽出液体后退针,并估算进针深度(图 3-27~图 3-30)。如回抽有血液则不可注射麻药,并更改进针位置和方向。退针时右手示指扶住针尾与注射器乳头接头处,以防注射器和针头脱离,退针后立即用左手纱布按压穿刺点片刻(图 3-31)。

视频 23
腹腔穿刺术 f:局部麻醉

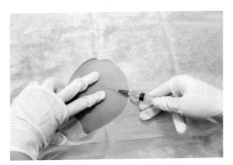

图 3-27 注射皮丘

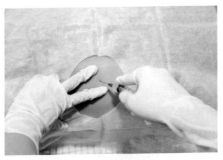

图 3-28 先回抽无血再注射麻药

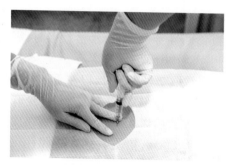

图 3-29 逐层麻醉

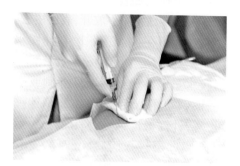

图 3-30 退针

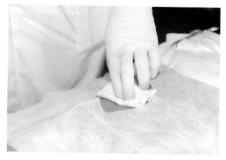

图 3-31 纱布按压穿刺点

(8)穿刺

1)诊断性穿刺：当腹水量较多时，需行迷路穿刺，可用以下两种方法：

a.通常取7号穿刺针，以左手示指与拇指固定穿刺部位皮肤，右手持穿刺针，经麻醉处垂直刺入皮肤后以45°斜刺入腹肌，在皮下组织移行1.0~2.0cm，再垂直刺入腹腔（图3-32~图3-35）。

b.左手牵拉表面皮肤，右手持针以垂直方向穿刺，穿刺结束后，左手放开，表层皮肤弹回，使得穿刺孔径不在一条通路上，防止腹水渗漏（图3-36）。

当腹水量较少时的诊断性穿刺或腹膜腔内药物注射，可不行迷路穿刺，穿刺针垂直刺入即可。待针锋抵抗感突然消失时，表示针尖已穿过腹膜壁层进入腹膜腔，即可抽取腹水20~100ml，立即送检，行腹水常规、生化、细菌培养和脱落细胞等检查。

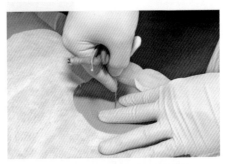

图3-32　迷路穿刺（垂直进针）

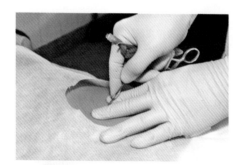

图 3-33 迷路穿刺(斜行 45° 进针)

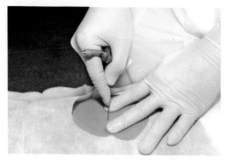

图 3-34 迷路穿刺(再垂直进针)

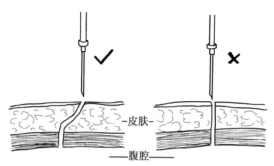

图 3-35 迷路穿刺示意图(1)

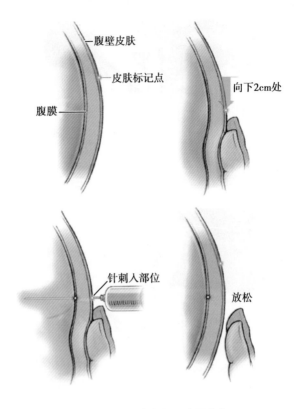

图 3-36 迷路穿刺示意图(2)

2)治疗性穿刺:大量腹水进行治疗性放液时,通常用针座接有橡皮管的 8 号或 9 号针头,行迷路穿刺,徐徐推进,待针锋抵抗感突然消失时,表示针尖已进入腹膜腔,此时可见硅胶管与针头相接处有液体。穿刺过程中应密切注意患者面容、表情、脉搏等生命体征,与其适当交流,询问其有无异常感受。

(9)抽液(放液):助手戴好手套(方法同前)后将乳胶管末端连接洁净干燥的50ml空注射器,松开夹闭乳胶管的夹子或止血钳(图3-37),术者固定穿刺针(图3-38),助手抽液(图3-39,图3-40),腹水即沿橡皮管进入容器中计量,橡皮管上可用输液夹调整放液速度。若腹水流出不畅,可将穿刺针稍做移动或稍变换体位。每次抽满后术者夹闭胶管,以防空气进入腹膜腔(图3-41)。若腹水流出不畅,可将穿刺针稍做移动或稍变换体位。助手取下注射器,将积液注入容器中,计量并送病原体检查、常规、生化、脱落细胞学、酶学等实验室检查(图3-42,图3-43)。如此循环操作反复抽液。蛋白含量高的腹腔积液或血性积液,应在注射器内加入1ml肝素,防止积液凝固阻塞注射器(腹腔穿刺术 g:穿刺抽液见视频24)。

放液时不宜过多过快,初次放腹水者,一般不超过3 000ml,以后每次放液量不超过3 000~5 000ml。失代偿期肝硬化患者初次不超过1 000ml,以后每次不超过3 000ml。放液应在2h以上的时间内缓慢放出,放液过程中逐渐紧缩已置于腹部的多头腹带。抽液过程中需观察患者一般情况、询问有无不适。肝硬化患者放液后根据病情适当补充白蛋白。

视频 24
腹腔穿刺术 g：穿刺、抽液

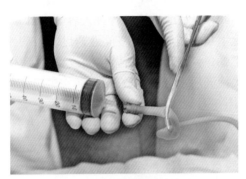

图 3-37 硅胶管尾端接注射器

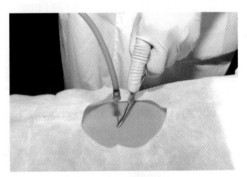

图 3-38 止血钳固定针头

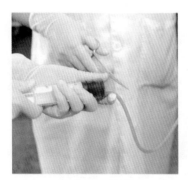

图 3-39 抽液

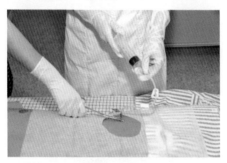

图 3-40 抽液(一次性腹膜穿刺包)

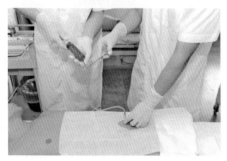

图 3-41 夹闭硅胶管

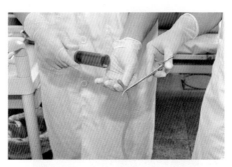

图 3-42　退出注射器

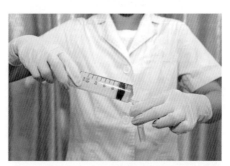

图 3-43　腹水注入标本管

急腹症行腹腔穿刺协助诊断者,以 5ml 或 10ml 注射器于左下腹或右下腹,保持轻微负压进针,若垂直于腹壁处未抽到液体,可改变针头方向指向盆腔。进针过程中未抽到液体,则继续保持轻微负压下缓缓退针。

腹水若为血性,则在吸取标本后停止放液。血性腹水多与腹腔内脏器损伤、腹腔内恶性肿瘤有关,在不能明确血性腹水的原因时,盲目放液有可能因降低腹腔内压力而使损伤的腹腔内脏器继续出血,而导致失血性休克可能。如抽得全血样液体,需辨别是腹腔内出血还是穿刺本身所造成的出血,腹腔内出血因腹膜的脱纤维作用而使血液不凝固,可将全血样液体置于玻片上观察,若血液迅速凝固多系穿刺针误刺血管所致,若不能凝固则是腹腔内出血。血性腹水的常见病因有腹腔内脏器损伤,如肝、脾破裂、消化道破裂穿孔、异位妊娠破裂出血、腹腔内器官恶性肿瘤或恶性肿瘤合并腹膜转移、结核性腹膜炎等,少数见于肝硬化、血液病、慢性肾功能不全、系统性红斑狼疮等。

(10)拔针:放液后拔出穿刺针,穿刺点消毒后覆盖无菌纱布,用力按压数分钟,防止腹水渗漏,用胶布固定。如有漏出,可用蝶形胶布或火棉胶粘贴。大量放液后需用多头腹带包扎腹部,防止腹内压力骤降,内脏血管扩张引起血压下降甚至休克(图 3-44~ 图 3-47)(腹腔穿刺术 h:拔针见视频 25)。

**3. 术后处理**

(1)告知患者穿刺操作已结束,询问其有无不适。

视频 25
腹腔穿刺术 h:拔针

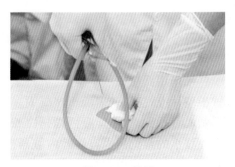

图 3-44 拔针

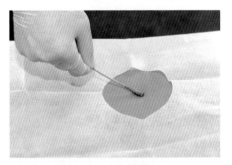

图 3-45 穿刺点消毒

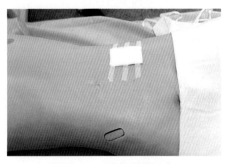

图 3-46 胶布覆盖固定

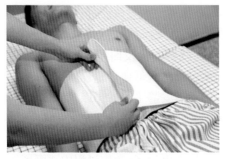

图 3-47　包扎腹带

（2）测量患者腹围，检查脉搏、血压等生命体征，观察病情变化。

（3）如无异常，送患者回病房。嘱其仰卧1~2h，使穿刺孔位于上方，避免向穿刺点侧卧位，以防止腹水渗漏。3天内保持穿刺部位干燥。继续观察患者有无腹痛、头晕等不适症状。

（4）整理、清洗、消毒器械，并将医疗垃圾进行分类处理。

（5）根据临床需要填写检验单，及时送检标本。

（6）做好穿刺记录。

【并发症】

可能出现的并发症、原因及预防措施如下：

**1. 休克**　快速大量放腹水后腹内压骤然下降，可引起内脏血管扩张，肠系膜血管床血液积存而引起循环血液的重新分布，可发生血压降低甚至休克。腹腔放液过程中应密切观察患者呼吸、脉搏及面色等,如出现头晕、心悸、恶心、气短、脉搏增快及面色苍白、血压降低等征象,提示可能出现低血容量性休克,应立即停止操作,使患者安静平卧并予以监测生命体征、输液、扩容、吸氧等处理,密切观察病情变化。

**避免措施:**腹腔穿刺放液时速度不宜过快,放液量不可过多,操作过程中逐渐紧缩已置于腹部的多头腹带,以防腹内压力骤降。

**2. 腹壁或腹腔内感染**　若穿刺过程中未严格按照无菌操作要求进行或肠管被穿破,可导致腹壁感染和更为严重的腹腔内感染,前者表现为穿刺点局部有红、肿、热、痛等炎症反应,后者表现为局限性或弥漫性腹膜炎,患者出现发热、腹痛等症状,腹部压痛、反跳痛、肌紧张等征象。出现上述情况应给予抗生素治疗并严密观察病情变化。

**避免措施:**应严格执行无菌操作,进针速度不可过快,进针不宜过深,以免刺破肠管。

**3. 出血**　穿刺过程中如抽到血性腹水,应辨别是腹腔内出血还是或穿刺本身所造成的出血,腹腔内出血因腹膜的脱纤维作用而使血液不凝固,若血液迅速凝固多系穿刺针误刺腹壁血管或肠壁血管损伤及腹腔内脏器受损所致。在抽液过程中出现血性液体,应立即停止操作,腹壁血管受损可用压迫止血法处理。怀疑肠壁血管损伤、内部脏器受损,需检查患者生命体征,给予吸氧、止血、抗感染等处理,必要时酌情行剖腹探查手术。

**避免措施:**选择适当穿刺点,避免在有明显腹壁静脉显露或曲张部位进针,进针时不宜过快过深,以免刺破肠管及损伤腹腔内脏器。

**4. 肝肾综合征** 失代偿期肝硬化患者若腹水放液量过多,可引起内脏血管床扩张,肠系膜血管床血液积存而引起循环血液的重新分布,心排血量相对不足,有效血容量不足使得肾素 - 血管紧张素 - 醛固酮系统和交感神经系统被进一步启动,最终导致肾皮质血管强烈收缩,肾动脉有效灌注不足,肾小球滤过率下降导致少尿、无尿、肾功能损害等症状,诱发肝肾综合征。放液过多过快也易诱发肝性脑病、电解质紊乱。

**避免措施:**失代偿期肝硬化患者首次放液一般不超过 1 000ml,以后每次不超过 3 000ml,可输入适量白蛋白以提高血管内胶体渗透压,减少肝肾综合征发生的概率。

# 第四章

## 骨髓穿刺术

【基础知识】

**1. 骨髓的概念和功能** 骨髓（bone marrow）是存在于长骨（如肱骨、股骨）骨髓腔，扁骨（如胸骨、肋骨），短骨（如腕骨）和不规则骨（髂骨、脊椎骨等）的骨松质间隙中的一种海绵状软组织，是机体的造血器官和免疫器官（图 4-1~图 4-3）。

成年人的骨髓包括红骨髓和黄骨髓。骨髓腔大约在妊娠第 5 个月形成，胚胎早期造血在卵黄囊进行，从第 2 个月开始，由肝、脾造血，胚胎发育到第 4 个月以后，骨髓开始造血并逐渐增强。出生时，人体几乎完全依靠骨髓造血，此时的骨髓腔完全被造血细胞充满，骨髓腔内为红骨髓。儿童 4 岁以后，骨髓腔的增长速度超过造血细胞增加的速度，脂肪细胞进入骨髓,逐步填充多余的骨髓腔,此时红骨髓逐渐被脂肪组织替代,呈黄色,称为黄骨髓。当机体需要时,部分黄骨髓可转变为红骨髓,重新恢复造血的能力。到 18 岁左右,只有脊椎骨、髂骨、肋骨、胸骨、颅骨及肱骨股骨等长骨的近端骨骺处才有具造血能力的红骨髓。

成年人的各种血细胞均发源于骨髓。各类血细胞均起源于造血干细胞。红骨髓中富含造血干细胞,具有自我复制和多项分化的能力。通过自我复制可以保持自身细胞数量的稳定;通过多向分化可以形成各系定向祖细胞,并最终分化为各类血细胞,如红细胞、血小板和各种白细胞等(图 4-4)。

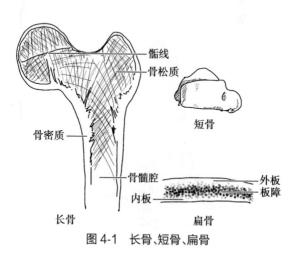

图 4-1 长骨、短骨、扁骨

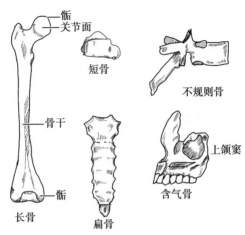

图 4-2 长骨、短骨、扁骨、不规则骨

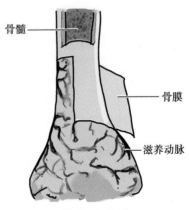

图 4-3 骨髓

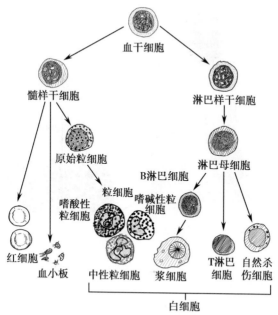

血干细胞

髓样干细胞

淋巴样干细胞

原始粒细胞

淋巴母细胞

B淋巴细胞

粒细胞

嗜酸性粒细胞

嗜碱性粒细胞

红细胞

血小板

中性粒细胞

浆细胞

T淋巴细胞

自然杀伤细胞

白细胞

图 4-4  血细胞分化示意图

　　2. **骨髓穿刺术**　骨髓穿刺术（bone marrow aspiration）是采取骨髓液的一种常用诊疗技术（图 4-5），对许多疾病尤其是血液系统疾病的诊断和鉴别诊断具有重要意义。采取骨髓后，通过骨髓涂片的细胞学检查可了解骨髓内各种细胞的生成情况，观察各种细胞的形态、成分的改变及发现异常的细胞，有助于明确诊断，观察疗效，估计预后。

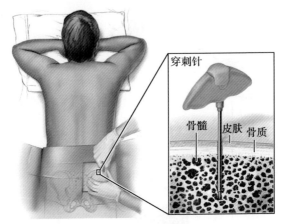

图 4-5 骨髓穿刺

【适应证】

**1. 诊断性穿刺**

(1) 各种血液系统疾病及不明原因的红细胞、白细胞、血小板数量及形态异常的诊断、鉴别诊断及疗效评估。

(2) 了解非血液系统肿瘤有无骨髓转移。

(3) 不明原因的发热,肝、脾、淋巴结肿大等的诊断及鉴别诊断。

(4) 寄生虫病检查,如查找疟原虫、黑热病病原体(杜氏利什曼原虫)等。

**2. 治疗性穿刺** 骨髓移植时进行骨髓采集。

## 【禁忌证】

1. 血友病患者严禁行骨髓穿刺。血友病（hemophilia）是一组因遗传性凝血活酶生成障碍引起的出血性疾病，以阳性家族史、幼年发病、自发或轻度外伤后出血不止、血肿形成及关节出血为特征。血友病患者行骨髓穿刺术会造成出血不止的严重后果，所以为绝对禁忌。

2. 极度衰弱、躁动不能耐受、配合者。

3. 穿刺点局部皮肤有感染或破损者。

## 【操作方法】

### 1. 术前准备

（1）实习医师的准备：实习医师在带教老师的指导下方可做此操作。了解患者病情，熟悉相关检查结果，了解骨髓穿刺的目的、适应证和禁忌证，复习操作要领，并向老师面述本操作的全过程（术前准备、操作步骤、术后注意事项等），经老师批准后方能进行。

（2）患者准备：进行医患沟通，使其了解此项操作的目的意义和主要操作过程，告知可能出现的并发症，向患者讲解《知情同意书》（图 4-6），请患者或法定代理人同意后签名，主持本操作的执业医师也要签名。检查生命体征。

（3）物品及器械准备：骨髓穿刺包（弯盘 1 个、镊子 1 把、无菌洞巾 1 个、巾钳 2 把、穿刺针 1 个、纱布 2 块、棉球 2 个)，治疗盘(消毒剂、纱布、棉签、胶布、局麻药 2% 利多卡因)，注射器，帽子，口罩，无菌手套(两副)，载玻片 10~16 张，推玻片 1 张(图 4-7)。可以使用由医院供应室提供的经高温消毒、可反复使用的穿刺包(图 4-8)，也可使用一次性穿刺包(图 4-9)。

## 骨髓穿刺术操作知情同意书

姓名 ×××　科别 呼吸内科　床号 ×× 床　住院号 ×××××× ID 号×××××

| 患　　　者: | ××× | 性别: | 男/女 | 年龄: | ×× 岁 |

诊　断:

拟定检查、治疗: 骨髓穿刺术

手 术 目 的: 辅助诊断

拟行麻醉方式: 局部麻醉

拟行手术日期:　　　　年　　月　　日

医疗风险告知: 鉴于患者所患疾病，需实施本项手术(操作)，因本项手术(操作)是一种创伤性医疗手段，存在一定医疗风险，特此郑重向患者及家属告知。

本次手术可能发生的并发症及危险告知如下:

1.　麻醉意外，麻药过敏;

2.　局部疼痛、出血、感染、神经损伤;

3.　骨髓感染;

4.　穿刺针断裂;

5.　取材失败，抽湿或干抽，未获得满意的骨髓组织;

6.　操作失败，需重新操作;

7.　其他不可预知的后果。

　　患者本人或家属已经认真阅读了以上各项内容，经手术医师以通俗的语言详细解释了谈手术的风险和可能发生的并发症，患者本人及家属已经了解手术的目的及本同意书全部内容的含义。经慎重考虑，决定□ 同意/□ 不同意 接受该手术治疗，与医院共同承担该手术风险。若在执行手术的过程中，出现本手术同意书未预先告知的术前无法预料的特殊情况，为了抢救患者的生命，或者为了患者的根本利益，同意并接受医师根据具体情况和抢救治疗原则，实施相应的治疗措施。

谈话医师签名: ×××

| 知情人签名: | | 与患者关系: | |
| 性　　别: | | 年　　龄: | |
| 身份证号码: | | 联系电话: | |
| 住　　址: | | | |
| 立书时间: | 年　　月　　日　　时　　分 | | |

图 4-6　骨髓穿刺术知情同意书

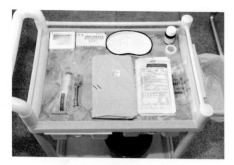

图 4-7 骨髓穿刺术器械

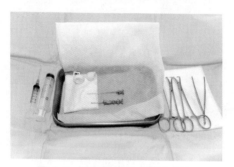

图 4-8 反复使用的骨髓穿刺包

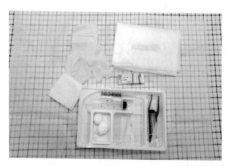

图 4-9 一次性骨髓穿刺包

(4)填写实验申请单及准备容器:按照需要填写实验申请单和准备相应的器皿。

**2. 术中操作** 术者戴口罩、帽子,洗手。

(1)选取合适的穿刺体位和确定穿刺点:按临床常采用的骨髓穿刺术部位排序依次为髂后上棘穿刺点、髂前上棘穿刺点、胸骨穿刺点、胫骨粗隆穿刺点、腰椎穿刺点(图4-10)。

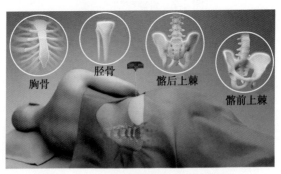

图 4-10 临床常用的骨髓穿刺术部位

1)髂后上棘穿刺点:为最常用的穿刺部位,定位于骶椎两侧,臀部上方突出的部位,髂后上棘棘突外侧约 1cm 处,距后正中线位 4~6cm(图 4-11,图 4-12)。其骨面平坦,范围较大,易于定位,操作方便安全,且患者看不到术者操作,不易产生恐惧心理。取髂后上棘穿刺点时,患者取侧卧位或俯卧位,侧卧时位于下方的一侧下肢伸直,另一侧下肢曲髋、曲膝搭于其上。

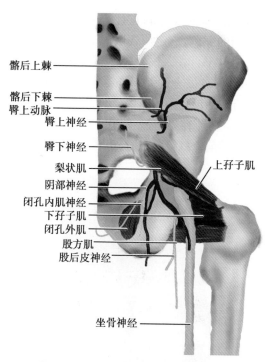

髂后上棘

髂后下棘
臀上动脉
臀上神经

臀下神经

梨状肌
阴部神经
闭孔内肌神经
下孖子肌
闭孔外肌
股方肌
股后皮神经

坐骨神经

上孖子肌

图 4-11　髂前上棘和髂后上棘解剖位置

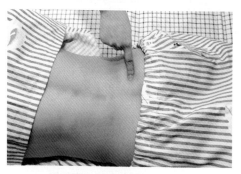

图 4-12　髂后上棘体表位置

2) 髂前上棘穿刺点(图 4-13,图 4-14):为较常用的穿刺点,定位于髂前上棘后上 1~2cm 髂嵴上骨平台处。该处骨性标志突出,易于定位,操作方便安全,适用于多发性骨髓瘤等易发生骨折或活动受限的患者。缺点是骨平台面较窄小,穿刺针容易滑脱,且患者常感觉疼痛明显。取髂前上棘穿刺点时,患者取仰卧位。

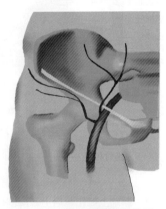

图 4-13　髂前上棘解剖位置

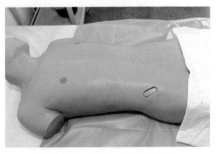

图 4-14　髂前上棘体表位置

3）胸骨穿刺点（图 4-15~ 图 4-17）：定位于胸骨柄或胸骨体相当于第 1 或第 2 肋间隙的位置，胸骨体中线处。切勿在胸肋连接处（软骨结合）进行穿刺，也不可在胸骨体的下 2/3 进行穿刺，因为可能存在先天性胸骨裂，此裂是由于胸骨的两个骨化中心愈合不良所形成。胸骨骨髓含量丰富，造血功能活跃，最能反映机体中心造血情况。缺点是骨质较薄（约 1.0cm），其后为心房及大血管等重要器官，穿刺深度要严格控制。通常从接触骨皮质到进入骨髓腔不超过 1cm，严防穿通发生意外。胸骨穿刺不作为常规穿刺点，当其他部位穿刺失败时，可做胸骨穿刺，取此穿刺点时患者取仰卧位，肩下可置枕头，使胸部略为突出。

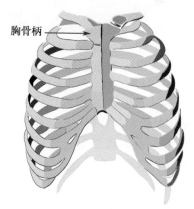

胸骨柄

图 4-15 胸骨解剖示意图

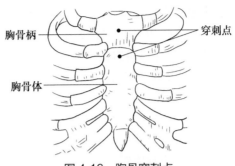

图 4-16　胸骨穿刺点

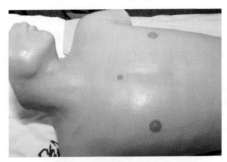

图 4-17　胸骨穿刺点体表位置

4）胫骨粗隆穿刺点（图 4-18，图 4-19）：对象常为 1 岁以下儿童，也有医疗机构对 3 岁以下儿童采用胫骨粗隆穿刺点。定位于膝关节下胫骨粗隆下 1cm 的骨平坦处。对于幼年患儿该处穿刺具有容易固定的优点，避免患儿强烈反抗而影响穿刺操作。但由于胫骨为长骨，其骨髓会逐渐转化为黄骨髓，因此该部位穿刺不常用，仅限于不能配合的幼年患儿。取此穿刺点时，患儿取仰卧位，腘窝下垫一软垫。

5)腰椎棘突穿刺点(图 4-20):穿刺点一般选择第 11~12 胸椎或第 1~3 腰椎棘突。患者取侧卧位或反坐位(同胸椎穿刺体位)。此部位较为少用,一般在其他部位不适用或穿刺不成功时选用。

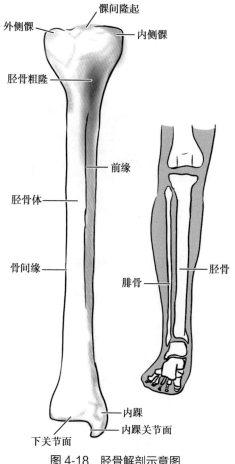

图 4-18 胫骨解剖示意图

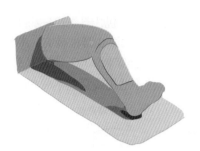

图 4-19　胫骨粗隆穿刺点

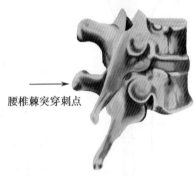

腰椎棘突穿刺点

图 4-20　腰椎棘突穿刺点

(2)标记穿刺点:穿刺点定位后可用甲紫(龙胆紫)做标记。

(3)消毒:每次用 2 根碘伏或安尔碘棉签,以穿刺点为中心由内向外依次消毒,范围为直径15cm,共消毒 3 次(图 4-21,图 4-22)。如果用碘酊消毒,待碘酊干后,用 75% 酒精脱碘 2 次,共消毒 3 次。如用碘酒棉球消毒,应以握笔式持拿消毒镊,两把消毒镊交替传递棉球,消毒镊尖端不应超过持镊手指的水平。如果使用一次性骨穿包,消毒用品在包内,为无菌状态,则需先戴手套再消毒。消毒后棉签、棉球及消毒器具不能放回穿刺包,镊子放在打开的清洁的穿刺包盖子上,棉球置入污物盒。半打开骨髓穿刺包(手只能接触有菌区域),具体操作图片演示见胸膜腔穿刺术(骨髓穿刺术 a:消毒见视频 26)。

视频 26
骨髓穿刺术 a:消毒

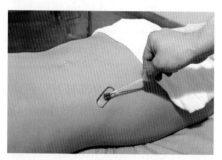

图 4-21　髂前上棘消毒(从穿刺点开始)

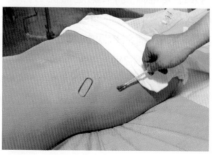

图 4-22　髂前上棘消毒范围为直径 15cm

(4)戴无菌手套:两手同时揭开手套袋开口处,分别捏住两只手套的翻折部分,取出手套。将两手套五指对准,先戴一只手,再以戴好手套的手指插入另一只手套的反折内面,同法戴好。双手调整手套位置,将手套的翻边扣套在工作服衣袖外面。注意滑石粉不要洒落于手套及无菌区内。具体操作图片演示见同胸膜腔穿刺术。

戴、脱手套时不要强行拉扯手套边缘,并避免污染。要始终在腰部或台面以上水平进行操作。操作者的手在未戴手套前,只允许接触手套袖口向外翻折的部分,不应碰触手套外面。戴好手套后要注意手套内为有菌区域,手套外表面为无菌区域,已经戴好手套的右手不可触碰左手皮肤。

(5)铺巾、检查器械:全部打开骨髓穿刺包,铺消毒孔巾、固定,具体操作图片演示见胸膜腔穿刺术(图4-23)。检查穿刺针针管和针芯是否配套(针芯柄上的突出应能嵌合入针管的凹口内),针尖是否锐利,固定器能否固定,穿刺针和注射器衔接后是否漏气(图4-24~图4-27)(骨髓穿刺术 b:铺洞巾见视频27,骨髓穿刺术c:检查器械见视频28)。

视频27

骨髓穿刺术 b:铺洞巾

视频 28
骨髓穿刺术 c:检查器械

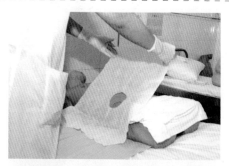

图 4-23 铺洞巾

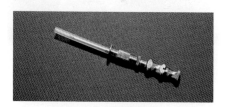

图 4-24 骨髓穿刺针

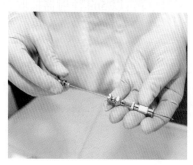

图 4-25 检查骨髓穿刺针针芯

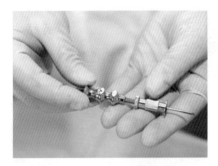

图 4-26 针管与针芯是否配套

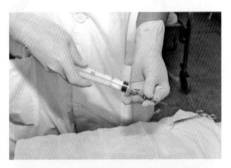

图 4-27 针座与注射器是否衔接紧密

(6)局部麻醉:以 5ml 注射器抽取 2% 利多卡因 2~3ml,排尽气泡,此时可告知患者即将注射麻醉药,不要紧张。在定位点皮下注射皮丘,再垂直进针,边进针边回抽无血液后方可推注麻醉药,自皮下至骨膜进行局部麻醉(图 4-28)。做骨膜麻醉时,针尖需紧贴骨膜进行,注入麻醉药时会有较强的抵抗感。为麻醉充分,可做"品字形"多点麻醉(前后左右共 3~4 个点),并等待 2min 使其浸润充分(图 4-29~ 图 4-33)。退针并估算进针深度,用无菌纱布遮盖洞巾口(骨髓穿刺术 d:局部麻醉见视频 29)。

视频 29
骨髓穿刺术 d:局部麻醉

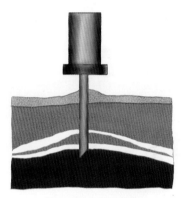

图 4-28 麻醉路径

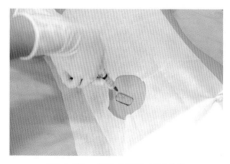

图 4-29 "品字形"麻醉(1)

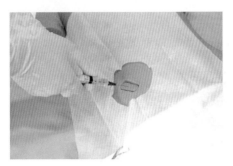

图 4-30 "品字形"麻醉(2)

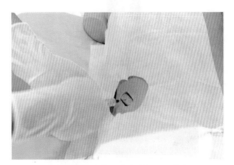

图 4-31 "品字形"麻醉(3)

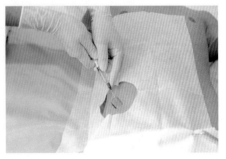

图 4-32 "品字形"麻醉(4)

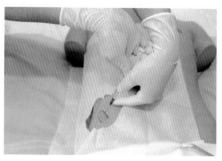

图 4-33 "品字形"麻醉(5)

(7)穿刺:将骨髓穿刺针固定器固定在适当长度上,胸骨穿刺约 1.0cm,髂骨穿刺约 1.5cm,肥胖者可适当放长(图 4-34)。以左手拇、示指固定穿刺部位皮肤,右手掌心顶住穿刺针底座(图 4-35,图 4-36),持针于骨面垂直刺入(胸骨穿刺,针尖朝向头端,穿刺针与胸骨纵轴成 30°~45° 斜行刺入)(图 4-37,图 4-38)。当穿刺针接触到骨质后将穿刺针围绕针体长轴左右旋转(图 4-39),缓缓钻刺骨质,当感到阻力消失、且穿刺针已固定在骨内可直立不倒时,表示已进入骨髓腔,如穿刺针不能固定则应再进入少许达到能固定为止(图 4-40)(骨髓穿刺术 e:穿刺、抽髓见视频 30)。

视频 30
骨髓穿刺术 e:穿刺、抽髓

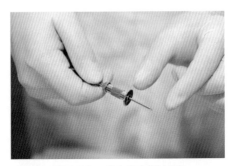

图 4-34　确定穿刺针长度

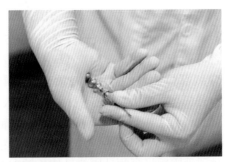

图 4-35　右手掌心顶住针座

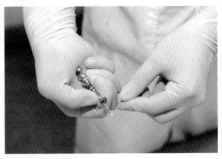

图 4-36　持针方式

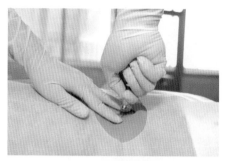

图 4-37 垂直穿刺(1)

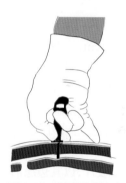

图 4-38 垂直穿刺(2)

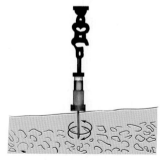

图 4-39 围绕长轴左右旋转

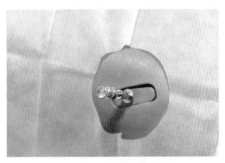

图 4-40 穿刺针固定

(8)抽髓、涂片：用干燥无菌的 20ml 注射器，将内栓退出 1cm，注射器内留少许空气。取出针芯，接上注射器，用适当力度抽吸，抽髓前可告知患者会有较强烈的疼痛感，可见少量红色骨髓液进入注射器内，骨髓液抽吸量以 0.1~0.2ml 为宜，避免被外周血稀释（图 4-41~图 4-44）。迅速取下注射器，将骨髓液滴于玻片上，助手持另一玻片，以其边缘沾取载玻片上的骨髓液，以一定角度及速度推片，迅速制作涂片 10 张（图 4-45~ 图 4-48）。根据具体疾病掌握涂片的厚度，一般应薄而均匀，再生障碍性贫血患者涂片可以厚一些，推片与玻片的角度为 30°左右为宜，角度越小，推片速度越慢，骨髓涂片越薄。推出的片膜分为头、体、尾 3 部分，呈一楔形或舌形。标本立即送检（骨髓穿刺术 f：涂片见视频 31）。

视频 31
骨髓穿刺术 f:涂片

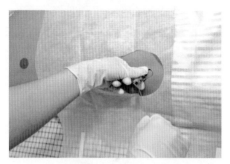

图 4-41　取出针芯

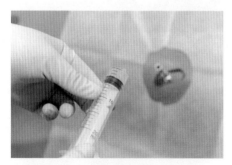

图 4-42　注射器内留少许空气

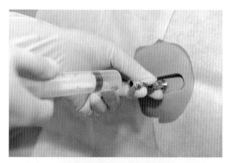

图 4-43 接上注射器

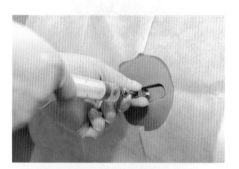

图 4-44 抽吸骨髓液

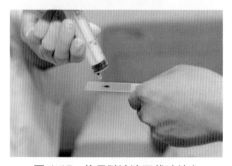

图 4-45 将骨髓液滴于载玻片上

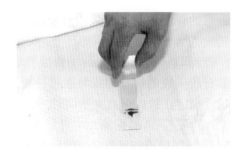

图 4-46 玻片边缘沾取骨髓液

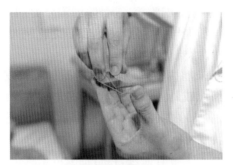

图 4-47 以一定角度快速推片

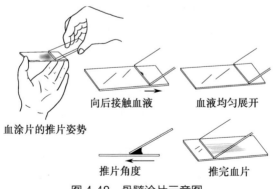

血涂片的推片姿势

向后接触血液

血液均匀展开

推片角度

推完血片

图 4-48 骨髓涂片示意图

满意的骨髓取材和良好的骨髓涂片制备是骨髓细胞形态学检查的重要环节,必须加以重视。骨髓取材满意的指标:①抽吸骨髓时,患者常有较尖锐的疼痛感或酸胀感(抽吸痛);②穿刺针固定在骨内可直立不倒时,表示穿刺针已进入骨髓腔;③骨髓涂片中可见米黄色骨髓小粒;④显微镜检查可见骨髓的特有细胞,如巨核细胞、浆细胞、组织细胞、组织嗜碱细胞、成骨细胞、破骨细胞等;⑤骨髓细胞分类,中性杆状核粒细胞与中性分叶核粒细胞之比例大于血涂片中两类细胞的比例。

如未能抽得骨髓液,可能是针腔被皮肤、皮下组织或骨片填塞,也可能是进针太深或太浅,针尖未在髓腔内,此时应重新插上针芯,稍加旋转或再钻入少许或再退出少许,拔出针芯,如见针芯上带有血迹,再行抽吸可望获得骨髓液。如仍吸不出骨髓成分或仅吸出少许稀薄血液,则称为"干抽",多见于骨髓纤维化、再生障碍性贫血、真性红细胞增多症、白血病、恶性肿瘤骨髓转移等,需更换部位重新穿刺或行骨髓活组织检查术。

(9)拔针:抽吸完毕,插入针芯,左手取无菌纱布置于针孔处,右手轻微转动拔出穿刺针(图4-49~图4-51),局部按压1~2分钟后(图4-52),如无出血现象再用棉签蘸碘伏(安尔碘)消毒后,覆盖无菌纱布,胶布加压固定(图4-53,图4-54)(骨髓穿刺术 g:拔针见视频32)。

视频 32

骨髓穿刺术 g:拔针

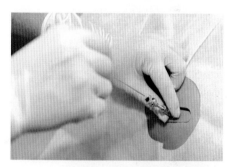

图 4-49 插入针芯(1)

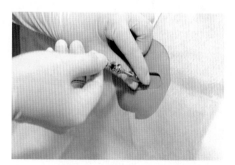

图 4-50 插入针芯(2)

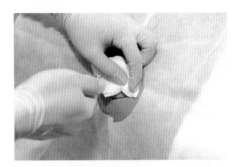

图 4-51 拔出穿刺针

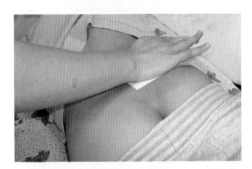

图 4-52 局部按压

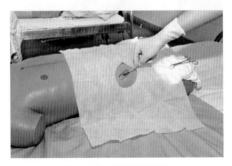

图 4-53 穿刺点消毒

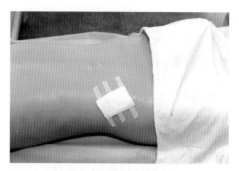

图 4-54 纱布覆盖,胶布固定

(10)取外周血、涂片:取手指或耳垂血涂片 2~3 张。骨髓涂片是血液病诊断的关键,而外周血涂片也是骨髓恶变的重要指征,两者缺一不可,互为参考,互为补充(骨髓穿刺术 h:取外周血涂片见视频 33)。

视频 33
骨髓穿刺术 h:取外周血涂片

### 3. 术后处理

(1)告知患者穿刺过程已完毕,询问其有无不适。检查生命体征。

(2)送患者回病房,继续观察。交代其卧床休息,一般静卧 2~4h,嘱 3 天内保持穿刺部位干燥。穿刺后局部无出血,无异常情况可照常活动。

(3)物品处理:整理物品,清洗、消毒器械,并将医疗垃圾进行回收。

(4)送检标本。

(5)做好穿刺记录。

## 【注意事项】

1. 严格掌握适应证、禁忌证。术前进行出、凝血时间的检查,有出血倾向患者操作时应特别注意,血小板减少、白血病等患者穿刺后局部应予以压迫,防止渗血过多。对血友病患者严禁做骨髓穿刺。

2. 严格执行无菌操作,以免发生骨髓炎。

3. 注射器和穿刺针必须干燥,以免发生溶血。

4. 穿刺针进入骨质后避免摆动过大,以免折断。

5. 胸骨穿刺不可垂直进针,不可用力过猛,以防穿透内侧骨板。

6. 若穿刺时感到骨质坚硬,穿不进髓腔时,提示可能是大理石骨病。应做骨骼 X 线检查,不可强行操作,以防断针。

7. 抽髓力度要适当,抽吸量不宜过多,以免稀释骨髓液而影响结果的判断。

8. 骨髓液抽取后应立即涂片,以免凝固。

9. 多次干抽时应进行骨髓活检。

10. 骨质疏松症和易发生骨折的多发性骨髓瘤患者进行骨髓穿刺时,要格外小心,动作应轻柔。

# 第五章

# 骨髓活组织检查术

## 【基础知识】

骨髓活组织检查术的概念　骨髓活组织检查术（bone marrow biopsy）是临床常用的诊断技术，对诊断骨髓增生异常综合征、原发性或继发性骨髓纤维化症、增生低下型白血病、骨髓转移瘤、再生障碍性贫血、多发性骨髓瘤等疾病有重要的临床意义。

## 【适应证】

1. 多次骨髓穿刺干抽时。
2. 了解非血液系统肿瘤有无骨髓转移。
3. 了解淋巴瘤是否出现骨髓浸润。
4. 红系、粒系、巨核系等三系减少的鉴别。
5. 骨髓纤维化的诊断。
6. 再生障碍性贫血的诊断。

7. 多发性骨髓瘤的诊断。

## 【禁忌证】

1. 血友病患者严禁行骨髓活组织检查术。
2. 极度衰弱、躁动、不能耐受、配合者。
3. 穿刺点局部皮肤有感染或破损者。

## 【操作方法】

### 1. 术前准备

(1)实习医师的准备:实习医师在带教老师的指导下方可做此操作。了解患者病情,熟悉相关检查结果,了解骨髓活组织检查的目的、适应证和禁忌证,复习操作要领,并向老师面述本操作的全过程(术前准备、操作步骤、术后注意事项等),经老师批准后方能进行。

(2)患者的准备:进行医患沟通,使其了解此项操作的目的意义和主要操作过程,告知可能出现的并发症,向患者讲解《知情同意书》,请患者或法定代理人同意后签名,主持本操作的执业医师也要签名。检查生命体征。

(3)物品及器械的准备:一次性骨髓穿刺包(骨髓穿刺针 1 个、注射器 1 个、试管 3 个、推玻片 1 张、载玻片 10~16 张、镊子 1 把、棉球 3 个、纱布 2 块、手套 1 副、无菌洞巾 1 个、无菌敷料 1 块),治疗盘(消毒剂、纱布、棉签、胶布、局麻药 2% 利多卡因),骨髓活检包(骨髓活检针针芯、针套、接柱 2 个),帽子,口罩,无菌手套(两副),装有 10% 甲醛容器(图 5-1~图 5-2)。

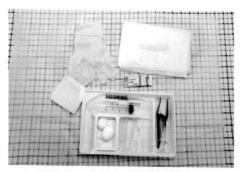

图 5-1　一次性骨髓穿刺包

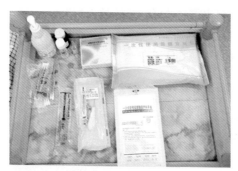

图 5-2　穿刺用品

(4)填写实验申请单及准备容器:按照需要填写实验申请单和准备相应的器皿。

**2. 术中操作**　术者戴口罩、帽子,洗手。

(1)选取合适的穿刺体位和确定穿刺点:骨髓活组织检查多选择髂后上棘穿刺点或髂前上棘穿刺点,详见骨髓穿刺术。

(2)标记穿刺点:穿刺点定位后可用甲紫(龙胆紫)做标记。

(3)消毒:每次用2根碘伏或安尔碘棉签,以穿刺点为中心由内向外依次消毒,范围为直径15cm,共消毒3次,具体操作步骤演示见骨髓穿刺术。半打开骨髓穿刺包。

(4)戴无菌手套:具体操作步骤演示见胸膜腔穿刺术。

(5)铺巾、检查器械:全部打开骨髓穿刺包,助手打开骨髓活组织检查包,铺消毒孔巾、固定,具体方法见胸膜腔穿刺术。检查活检针针管和针芯是否配套,接柱是否配套,针尖是否锐利(图5-3~图5-6)(骨髓活组织检查术a:检查器械见视频34)。

视频34
骨髓活组织检查术a:检查器械

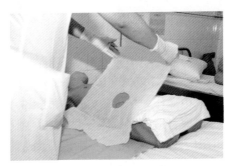

图5-3　铺消毒孔巾

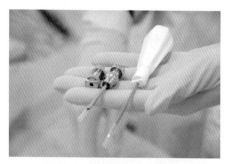

图 5-4 骨髓活组织检查针

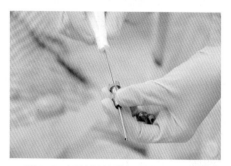

图 5-5 活检针针管和针芯是否配套

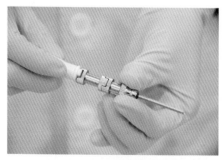

图 5-6 活检针接柱是否配套

（6）局部麻醉：在定位点皮下注射皮丘，再垂直进针，边进针边回抽无血液后方可推注麻药，自皮下至骨膜进行局部麻醉。具体操作步骤演示见骨髓穿刺术。

（7）穿刺：将骨髓活组织检查穿刺针的针管套在手柄上。操作者左手拇指和示指将穿刺部位皮肤压紧固定，右手持穿刺针手柄以顺时针方向进针至骨质一定的深度后，拔出针芯，在针座后端接上接柱（接柱可为1.5cm或2cm），再插入针芯，继续按顺时针方向进针，其深度达1.0cm左右，再转动针管360°，针管前端的沟槽即可将骨髓组织离断（图5-7～图5-10）（骨髓活组织检查术 b：穿刺见视频35）。

视频35
骨髓活组织检查术 b：穿刺

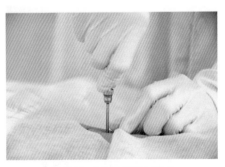

图5-7　顺时针旋转穿刺

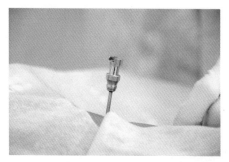

图 5-8　拔出针芯

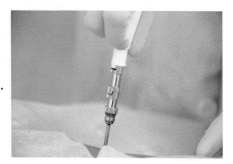

图 5-9　接上接柱

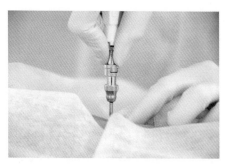

图 5-10　离断组织

(8)取材:按顺时针方向退出穿刺针,取出骨髓组织,立即置于10%甲醛或95%乙醇中固定,并及时送检(图5-11,图5-12)(骨髓活组织检查术:c取材见视频36)。

视频36
骨髓活组织检查术:c 取材

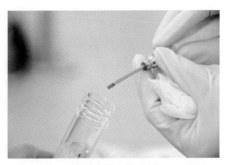

图5-11 取出骨髓组织于10%甲醛固定

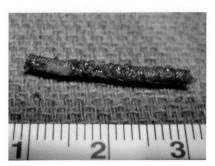

图5-12 骨髓组织

(9)加压固定:左手取无菌纱布置于针孔处,压迫创口,如无出血现象再用棉签蘸碘伏(安尔碘)消毒后,覆盖无菌纱布,胶布加压固定。具体操作步骤演示见骨髓穿刺术(骨髓活组织检查术 d:消毒覆盖、加压固定见视频 37)。

视频 37
骨髓活组织检查术 d:消毒覆盖、加压固定

### 3. 术后处理

(1)告知患者穿刺过程已完毕,询问其有无不适,检查生命体征。

(2)送患者回病房,继续观察。交代其卧床休息,一般静卧 2~4h,嘱 3 天内保持穿刺部位干燥。穿刺后局部无出血,无异常情况可照常活动。

(3)物品处理:整理物品,清洗、消毒器械,并将医疗垃圾进行回收。

(4)送检标本。

(5)做好穿刺活检记录。

【注意事项】

1. 严格掌握适应证、禁忌证。术前进行出、凝血时间的检查,有出血倾向患者操作时应特别注意,血小板减少、白血病等患者穿刺后局部应予以压迫,防止渗血过多。对血友病患者严

禁做骨髓穿刺。

2. 严格执行无菌操作,以免发生骨髓炎。

3. 开始进针不要太深,否则不易取得骨髓组织。

4. 穿刺针进入骨质后避免摆动过大,以免折断。

5. 由于骨髓活组织检查穿刺针的内径较大,抽取骨髓液的量不易控制。因此,一般不用于吸取骨髓液做涂片检查。

6. 骨质疏松症和易发生骨折的多发性骨髓瘤患者进行骨髓活组织检查时,要格外小心,动作应轻柔。

# 第六章

## 腰椎穿刺术

【基础知识】

1. **脊髓的概念和功能** 脊髓（spinal cord）起源于胚胎时期神经管的尾部，与脑共同组成机体的中枢神经系统，是分化较低、功能较低级的部分，仍保留着明显的节段性。脊髓与 31 对脊神经相连，后者分布到躯干和四肢。脊髓与脑的各部之间有着广泛的联系，来自躯干、四肢的各种刺激通过脊髓传导到脑才能产生感觉，脑也要通过脊髓来完成复杂的功能。在正常生理状况下，脊髓的许多活动是在脑的调控下完成的，但脊髓本身也能完成许多反射活动（图 6-1）。

脊髓位于椎管内，上端平枕骨大孔处与延髓相连，下端在成年人平第 1 腰椎椎体下缘（新生儿可达第 3 腰椎椎体下缘平面），全长为

42~45cm。脊髓呈前、后稍扁的圆柱形,全长粗细不等,有两个梭形膨大,分别称为颈膨大和腰椎膨大,末端变细,称为脊髓圆锥,自此处向下延伸为细长的无神经组织的终丝,长约 20cm(图 6-2)。

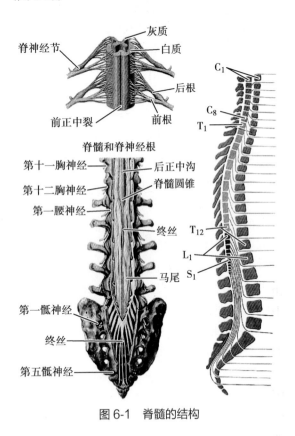

图 6-1 脊髓的结构

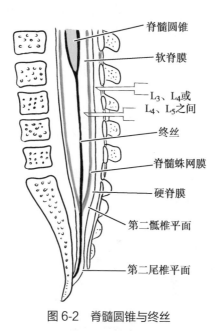

脊髓圆锥

软脊膜

L₃、L₄或
L₄、L₅之间

终丝

脊髓蛛网膜

硬脊膜

第二骶椎平面

第二尾椎平面

图 6-2 脊髓圆锥与终丝

2. **脊髓的被膜** 脊髓表面被覆 3 层膜，由外向内分别为硬脊膜、脊髓蛛网膜、软脊膜（图 6-3~ 图 6-6）。

硬脊膜由致密结缔组织构成，厚而坚韧，向上附于枕骨大孔边缘，与硬脑膜延续，向下在第 2 骶椎水平逐渐变细，包裹终丝，下端附于尾骨。硬脊膜与椎管内面的骨膜之间的间隙称为硬膜外隙，略呈负压，有脊神经根通过。

脊髓蛛网膜为半透明的薄膜,向上与脑蛛网膜延续,脊髓蛛网膜与软脊膜之间有较宽阔的间隙称为蛛网膜下隙,充满清亮的脑脊液,其下部自脊髓下端马尾神经根部至第2骶椎水平扩大的马尾神经周围的蛛网膜下隙,称为终池,内容物为马尾。因此,临床上常在第3、4或第4、5腰椎间进行腰椎穿刺,以抽取脑脊液或注入药物而不易伤及脊髓。脊髓蛛网膜下隙向上与脑蛛网膜下隙相通。

软脊膜薄而富有血管,紧贴脊髓表面,并延伸至脊髓沟裂中,在脊髓下端移行为终丝。

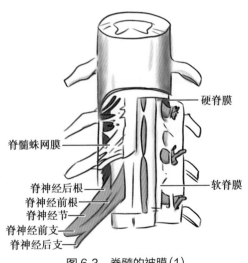

图 6-3　脊髓的被膜(1)

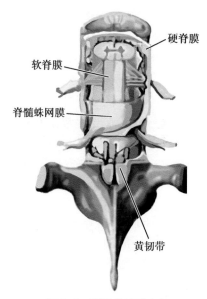

图 6-4 脊髓的被膜(2)

硬脊膜
软脊膜
脊髓蛛网膜
黄韧带

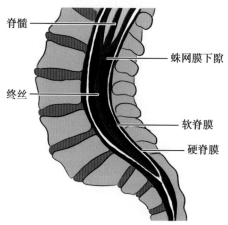

图 6-5 蛛网膜下隙

脊髓
蛛网膜下隙
终丝
软脊膜
硬脊膜

165

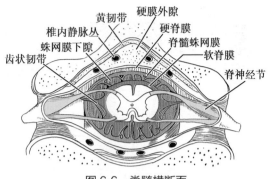

图 6-6 脊髓横断面

3. **脑脊液的概念** 脑脊液（cerebrospinal fluid, CSF）为循环流动于脑和脊髓表面的一种无色透明液体，充满在脑室系统、蛛网膜下隙和脊髓中央管内，内含多种浓度不等的无机离子、葡萄糖、微量蛋白和少量淋巴细胞，pH为 7.4，功能上相当于外周组织中的淋巴，对中枢神经系统起缓冲、保护、运输代谢产物和调节颅内压等作用。正常成年人的脑脊液总量为 90~150ml，新生儿为 10~60ml。脑脊液处于不断产生、循环和回流的平衡状态中，成年人脑脊液生成速度是 0.3~0.5ml/min，每日生成约 500ml。

4. **脑脊液的循环** 脑脊液主要由脑室脉络丛产生，少量由脑室的室管膜上皮和毛细血管产生。左、右侧脑室脉络丛产生的脑脊液经室间孔流至第三脑室，与第三脑室脉络丛产生的脑脊液一起，经中脑水管流入第四脑室，再汇

合第四脑室脉络丛产生的脑脊液一起经第四脑
室正中孔和两个外侧孔流入蛛网膜下隙,然后
脑脊液再沿此隙流向大脑背面的蛛网膜下隙,
经蛛网膜颗粒渗透到硬脑膜窦(主要是上矢状
窦)内,回流入血液中(图6-7)。若脑脊液在循
环途径中发生阻塞,可导致脑积水和颅内压升
高,使脑组织受压移位,甚至出现脑疝而危及
生命。

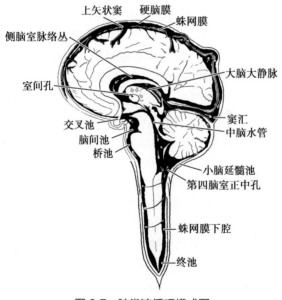

图6-7　脑脊液循环模式图

**5. 脑脊液的功能**　脑脊液主要起到保护、
支持、营养等作用,可保护大脑和脊髓免受外界

震荡损伤;正常脑脊液具有一定的化学成分和压力,对维持颅内压的相对稳定有重要作用;供给大脑、脊髓营养物质并运走代谢产物;调节神经系统碱储量,维持正常 pH。

中枢神经系统内神经元的正常活动,需要保持稳定的内环境,这个环境(如氧、有机物及无机离子浓度)的轻微变化,都会影响神经元的活动。中枢神经系统内有相应的结构对物质在毛细血管或脑脊液与脑组织间的转运过程中进行一定的限制与选择,该结构即脑屏障(brain barrier),由血-脑屏障、血-脑脊液屏障和脑脊液-脑屏障组成,这些屏障可维持中枢神经系统内环境的相对稳定(图 6-8,图 6-9)。

若中枢神经系统任何部位发生感染、炎症、肿瘤、外伤、水肿、出血、缺血和阻塞等都可以使脑脊液的性状和成分发生改变,颅内压也会发生变化,进而引起神经细胞的代谢紊乱。因此通过行腰椎穿刺术抽取脑脊液检查其性质,并测定颅内压,对神经系统疾病的诊断、疗效观察和预后判断均有重要意义。

**6. 脑脊液的检查**　脑脊液标本一般通过腰椎穿刺术(lumbar puncture)获得,在禁忌行腰椎穿刺术的一些特殊情况下可采用小脑延髓池或脑室穿刺术。脑脊液检验项目包括以下内容:①一般性状检查(颜色、透明度、凝固性、压力);②化学检查(蛋白质测定、蛋白定性试验即 Pandy 试验、葡萄糖测定、氯化物测定、酶学测

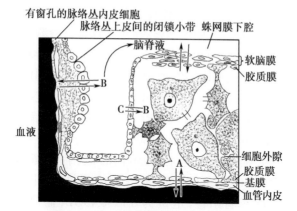

有窗孔的脉络丛内皮细胞
脉络丛上皮间的闭锁小带　蛛网膜下腔
脑脊液
软脑膜
胶质膜
B
C B
血液
细胞外隙
胶质膜
基膜
A
血管内皮

图 6-8　血 - 脑屏障的结构和位置关系

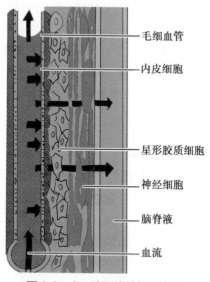

毛细血管
内皮细胞
星形胶质细胞
神经细胞
脑脊液
血流

图 6-9　血 - 脑屏障结构示意图

定);③显微镜检查(细胞计数与细胞分类);④细菌学检查;⑤免疫学检查(免疫球蛋白检测、结核性脑膜炎抗体检测、乙型脑炎病毒抗原检测、单克隆技术检测癌细胞等);⑥蛋白电泳测定;⑦髓鞘碱性蛋白 MBP 测定;⑧tau 蛋白测定等。

正常脑脊液一般性状为无色透明,静置24h 不凝固,压力 80~180mmH$_2$O 或 40~50 滴 / min,随呼吸波动在 10mmH$_2$O 之内;儿童压力为 40~100mmH$_2$O。化学检查:蛋白质定性阴性或弱阳性,定量为 0.15~0.45g/L;葡萄糖2.5~4.5mmol/L、氯化物 120~130mmol/L;LDH 3~40U/L,AST 5~20U/L;显微镜检查:无红细胞,白细胞计数(0~8)×10$^6$/L;病原学检查:阴性;免疫学检查:免疫球蛋白、结核性脑膜炎抗体、乙型脑炎病毒抗原、单克隆技术检测癌细胞阴性;前清蛋白、清蛋白和各类球蛋白无增高;髓鞘碱性蛋白 MBP 及 tau 蛋白无增高。

## 【适应证】

### 1. 诊断性穿刺

(1) 留取 CSF 做各种检查,以协助中枢神经系统疾病的诊断与鉴别诊断。①炎症性疾病:化脓性、结核性、病毒性、真菌性脑膜炎、乙型脑炎等。②脑血管意外:脑出血、蛛网膜下腔出血、脑梗死等。③肿瘤性及寄生虫性疾病:脑膜白血病、脑膜癌、其他脑部肿瘤、脑型血吸虫病或肺吸虫病等。

（2）测定颅内压或行动力学试验,以明确颅内压高低及了解蛛网膜下腔、脊髓腔、横窦通畅情况。

（3）动态观察 CSF 变化,以助判断病情、预后及指导治疗。

（4）向蛛网膜下腔注入造影剂或放射性核素介质进行神经影像学检查。

**2. 治疗性穿刺**

（1）蛛网膜下腔出血、某些颅内炎症及正压性脑积水时,引流有刺激性的脑脊液以缓解头痛等临床症状。

（2）注入液体或放出 CSF 以维持、调整颅内压平衡。

（3）鞘内注入药物如抗生素、抗肿瘤药等治疗相应疾病。

【禁忌证】

1. 颅内压明显升高,或已有脑疝迹象,特别是怀疑有后颅窝占位性病变者。

2. 高颈段脊髓肿物或脊髓外伤的急性期;脊髓压迫症时脊髓功能处于即将丧失的临界状态。

3. 休克、极度衰竭等病情危重不宜搬动者或极度躁动不能配合者。

4. 出、凝血机制障碍,有明显出血倾向者。

5. 穿刺部位局部皮肤、皮下软组织或脊柱感染、结核或开放性损伤、腰椎畸形、骨质破坏等。

疑有颅内压升高者需先做眼底检查,如有明显视盘水肿或有脑疝先兆者,禁忌穿刺。对于有穿刺禁忌又必须获取脑脊液的患者可采用小脑延髓池或脑室穿刺术。如果颅内压较高,可在穿刺术前快速静脉输入 20% 甘露醇液 250ml 等脱水剂,降低颅内压后再进行穿刺。

## 【操作方法】

### 1. 术前准备

(1)实习医师的准备:实习医师可在带教老师的指导下做助手,一般在实习期间不要求掌握此项操作技术。了解患者病情,熟悉相关检查结果。了解腰椎穿刺的目的,严格掌握适应证和禁忌证。复习操作要领,并向老师面述本操作的全过程(术前准备、手术步骤、术后注意事项等)。

(2)患者的准备:进行医患沟通,使其了解此项操作的目的意义和主要操作过程,告知可能出现的并发症,向患者讲解《知情同意书》(图 6-10),请患者或法定代理人同意后签名。检查心率、血压等生命体征及进行神经系统相关检查。嘱患者排尿、排便,做好穿刺前的准备,腰椎穿刺后需安静卧床。

(3)物品及器械的准备:腰椎穿刺包(弯盘 1 个、镊子 1 把、无菌洞巾 1 个、巾钳 2 把、穿刺针 2 个、纱布 2 块、测压管及试管 2 个),治疗盘

(消毒剂、纱布、棉签、胶布、局麻药 2% 利多卡因),注射器,帽子,口罩,无菌手套(两副),试管,容器,血压计等。检查各物品的消毒状态及有效日期(包括总有效期和开封后有效期)。治疗车及物品置于操作者右手边(图 6-11~ 图 6-13)。

## 腰椎穿刺术操作知情同意书

姓名 ×××　科别 呼吸内科　床号 ××床 住院号××××× ID 号××××××

| | | | | |
|---|---|---|---|---|
| 患　　者: | ××× | 性别: | 男/女 | 年龄: ××岁 |
| 诊　　断: | | | | |

拟定检查、治疗: 腰椎穿刺术

手术目的: 辅助诊断

拟行麻醉方式: 局部麻醉

拟行手术日期:　　　年　月　日

医疗风险告知: 鉴于患者所患疾病,需实施本项手术(操作),因本项手术(操作)是一种创伤性医疗手段,存在一定医疗风险,特此郑重向患者及家属告知。

**本次手术可能发生的并发症及危险告知如下:**

1. 麻醉意外,麻药过敏;
2. 患者不配合,穿刺点、脊椎畸形,穿刺不成功;
3. 穿刺损伤造成局部出血;
4. 椎管内外感染;
5. 穿刺针断裂滞留体内;
6. 诱发长时间头痛;
7. 穿刺过程中呼吸困难,加重病情;
8. 诱发脑疝;
9. 结核局部播散,瘘道形成;
10. 其他不可预知的后果。

　　患者本人或家属已经认真阅读了以上各项内容,经手术医师以通俗的语言详细解释了该手术的风险和可能发生的并发症,患者本人及家属已经了解手术的目的及本同意书全部内容的含义。经慎重考虑,决定□ 同意/□ 不同意 接受该手术治疗,与医院共同承担该手术风险。若在执行手术的过程中,出现左手术预先告知的术前无法预料的特殊情况,为了抢救患者的生命,或者为了患者的根本利益,同意并接受医师根据具体情况和抢救治疗原则,实施相应的治疗措施。

　　　　　　　　　　　　　　　　　　　　谈话医师签名: ×××

| | | | |
|---|---|---|---|
| 知情人签名: | | 与患者关系: | |
| 性　别: | | 年　龄: | |
| 身份证号码: | | 联系电话: | |
| 住　址: | | | |
| 立书时间: | 　年　月　日　时　分 | | |

图 6-10　知情同意书

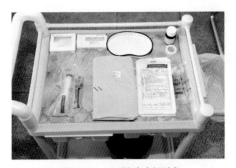

图 6-11 腰椎穿刺器械

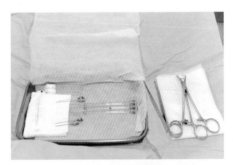

图 6-12 可反复使用的腰椎穿刺包

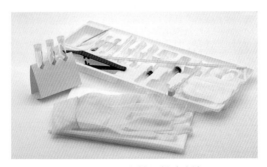

图 6-13 一次性腰椎穿刺包

(4)填写试验申请单及准备容器:按照需要填写试验申请单和准备相应的器皿。

**2. 术中操作** 术者戴口罩、帽子,洗手。

(1)选取合适的穿刺体位:患者侧卧于硬板床上,脊柱与床面平行,头向前胸屈曲,两手抱膝紧贴腹部,使躯干呈弓形;或由助手在术者对面用一手挽患者头部,另一手挽腘窝处并用力抱紧,使脊柱尽量后凸以增宽椎间隙,便于进针(图6-14~图6-16)。特殊情况下亦可取坐位进行穿刺,患者向前弯,双臂交叉置于椅背上,使脊柱突出。正确的体位是操作成功的关键(图6-17)。

(2)确定穿刺点:以左右髂嵴的最高点连线与后正中线交汇处为穿刺点,此处相当于第3~4腰椎棘突间隙,也可在上一或下一腰椎棘突间隙进行(图6-18~图6-21)。新生儿一般选择第4~5腰椎棘突间隙(腰椎穿刺术a:确定及标记穿刺点见视频38)。

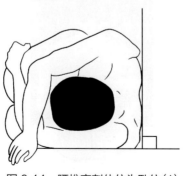

图6-14 腰椎穿刺体位为卧位(1)

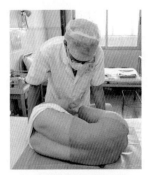

图 6-15 腰椎穿刺体位为卧位(2)

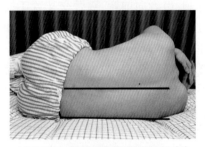

图 6-16 腰椎穿刺体位为卧位(3)

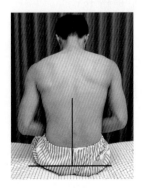

图 6-17 腰椎穿刺体位为坐位

视频 38
腰椎穿刺术 a:确定及标记穿刺点

(3)标记穿刺点:穿刺点用甲紫(龙胆紫)在皮肤上做标记(图 6-22,图 6-23)。

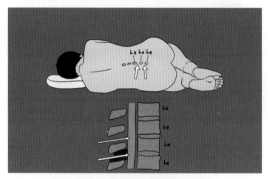

图 6-18　穿刺点

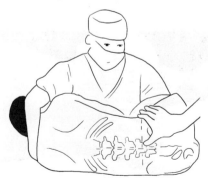

图 6-19　穿刺点定位(1)

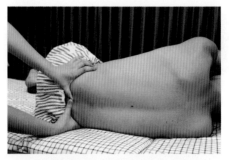

图 6-20　穿刺点定位(2)

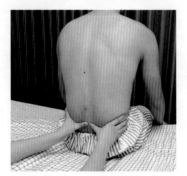

图 6-21　坐位穿刺点定位

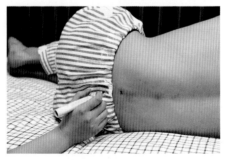

图 6-22　标记穿刺点

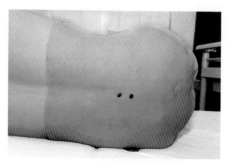

图6-23 标记好的穿刺点

　　(4)消毒：每次用2根碘伏或安尔碘棉签，以穿刺点为中心由内向外依次消毒，范围为直径15cm，共消毒3次(图6-24，图6-25)。如果用碘酊消毒，待碘酊干后，用75%酒精脱碘2次，共消毒3次。如用碘酒棉球消毒，应以握笔式持拿消毒镊，两把消毒镊交替传递棉球，消毒镊尖端不应超过持镊手指的水平。如果使用一次性腰椎穿刺包，消毒用品在包内，为无菌，则需先"戴手套"再消毒。半打开腰椎穿刺包(手只能接触有菌区域)。具体方法见第一章胸膜腔穿刺术(腰椎穿刺术 b：消毒见视频39)。

视频39
腰椎穿刺术 b：消毒

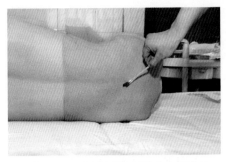

图 6-24　穿刺点消毒（从中心开始）

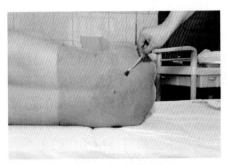

图 6-25　穿刺点消毒范围为直径 15cm

（5）戴无菌手套：两手同时揭开手套袋开口处，分别捏住两只手套的翻折部分，取出手套。将两手套五指对准，先戴一只手，再以戴好手套的手指插入另一只手套的反折内面，同法戴好。双手调整手套位置，将手套的翻边扣套在工作服衣袖外面。注意滑石粉不要洒落于手套及无菌区内。具体操作图片演示见胸膜腔穿刺术。

戴、脱手套时不要强行拉扯手套边缘，并

避免污染。要始终在腰部或台面以上水平进行操作。操作者的手在未戴手套前,只允许接触手套袖口向外翻折的部分,不应碰触手套外面。戴好手套后要注意手套内为有菌区域,手套外表面为无菌区域,已经戴好手套的右手不可触碰左手皮肤。

(6)铺巾、检查器械:全部打开腰椎穿刺包(手套只能接触内层无菌区域),铺消毒孔巾、固定,铺巾时避免手碰到有菌部位(图6-26,图6-27)(腰椎穿刺术 c:铺洞巾见视频40)。快速检查穿刺包内器械,注意穿刺针是否通畅,穿刺针和针芯是否配套,测压管有无破损(图6-28~图6-30)。如果消毒用品在包内,则此时消毒(腰椎穿刺术 d:清点器械见视频41)。

视频40
腰椎穿刺术 c:铺洞巾

视频41
腰椎穿刺术 d:清点器械

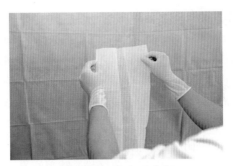

图 6-26 铺洞巾(1)

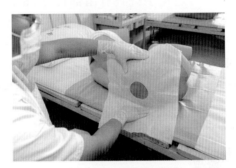

图 6-27 铺洞巾(2)

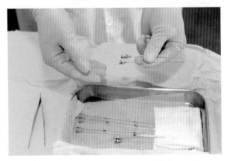

图 6-28 检查器械(1)

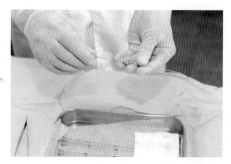

图 6-29 检查器械(2)

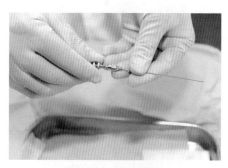

图 6-30 检查器械(3)

(7)局部麻醉:检查麻醉药,注意核实麻醉药的种类、有效期、瓶口封闭程度及液体外观情况。助手以碘伏棉签消毒瓶口(进针处),或消毒安瓿及砂轮,折断安瓿颈,以 5ml 注射器抽取 2% 利多卡因 2~3ml,排尽气泡,此时可告知患者即将注射麻醉药,不要紧张。在穿刺点皮下注射一 0.5cm × 0.5cm 大小的皮丘(皮下出现橘皮样改变,毛孔扩大明显),再垂直进针,自皮肤至腰椎间韧带(皮肤→皮下组织→棘上韧带→棘间韧带→黄韧带→硬脊膜→蛛网膜)做逐层局部浸润麻醉(图 6-31~图 6-38)。边进针边回抽,无血液后方可推注麻醉药(腰椎穿刺术e:局部麻醉见视频 42)。

视频 42
腰椎穿刺术 e:局部麻醉

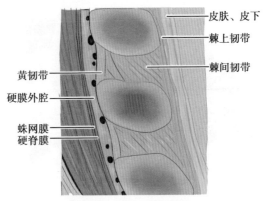

皮肤、皮下

棘上韧带

棘间韧带

黄韧带

硬膜外腔

蛛网膜
硬脊膜

图 6-31　腰椎穿刺麻醉层次

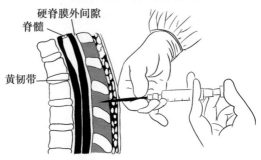

硬脊膜外间隙

脊髓

黄韧带

图 6-32　腰椎穿刺麻醉示意图

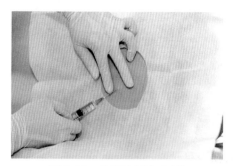

图 6-33 皮下注射皮丘(1)

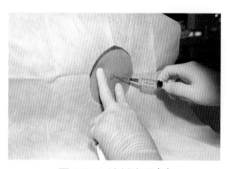

图 6-34 注射皮丘(2)

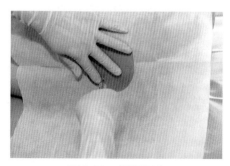

图 6-35 逐层麻醉

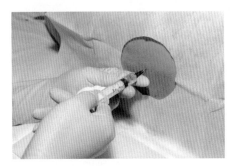

图 6-36 回抽

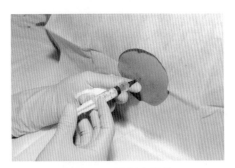

图 6-37 注射麻醉药

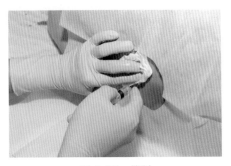

图 6-38 拔针

（8）穿刺：术者以左手拇指、示指固定、绷紧穿刺处皮肤，右手持穿刺针以垂直背部方向或针尖稍斜向头部、针体偏向臀部约 15°，缓慢刺入，当针头穿过韧带与硬脊膜时，可感到阻力突然消失的落空感，表示针尖已到达蛛网膜下腔（成人进针深度为 4~6cm，儿童则为 2~4cm）。将针芯缓慢拔出（防止脑脊液迅速流出压力骤变，有导致脑疝的危险），即可见无色透明脑脊液流出（图 6-39~ 图 6-43）。进针过程中针尖遇到骨质时，应将针退至皮下待纠正角度后再进行穿刺。转动穿刺针时均应插回针芯（腰椎穿刺术 f：穿刺见视频 43）。

视频 43
腰椎穿刺术 f：穿刺

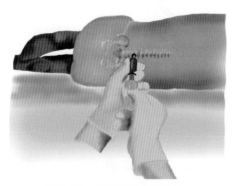

图 6-39　穿刺进针示意（1）

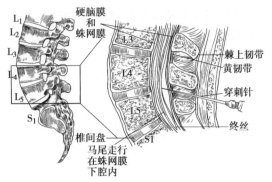

图 6-40 穿刺进针示意(2)

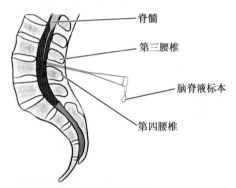

图 6-41 穿刺进针示意(3)

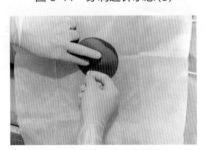

图 6-42 穿刺进针

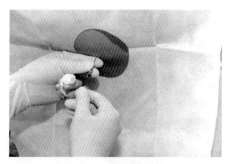

图 6-43 缓慢抽出针芯

（9）测压：当见到脑脊液即将流出时，接上测压管或测压表，嘱患者双腿慢慢伸直，可见脑脊液在波管内上升到一定水平出现液面随呼吸轻微上下波动，准确读数，记录脑脊液压力（图 6-44，图 6-45）。亦可用计数脑脊液滴数的方法估计压力（腰椎穿刺术 g：测压见视频 44）。

正常侧卧位脑脊液压力为 80~180mmHg 或 40~50 滴 /min，随呼吸波动在 10mmH$_2$O 之内；儿童压力为 40~100mmH$_2$O。坐位时腰椎穿刺压力达 350~400mmH$_2$O（0.098kPa=10mmH$_2$O）。脑脊液压力超过 200mmH$_2$O 为颅内压增高，常见于颅内占位性病变、颅脑外伤、颅内感染、蛛网膜下腔出血、静脉窦血栓形成、良性颅内压增高等。脑脊液压力低于 80mmH$_2$O 称为颅内压减低，主要见于低颅内压、脱水、休克、脊髓蛛网膜下腔梗阻和脑脊液漏等。

视频 44
腰椎穿刺术 g:测压

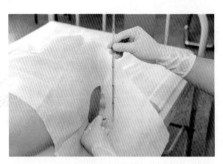

图 6-44　测压

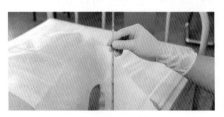

图 6-45　读数

　　若压力超过 200mmH$_2$O,放出的脑脊液量不应该超过 2ml。若压力超过 300mmH$_2$O 则不宜放液,仅取测压管内的脑脊液送细胞计数及蛋白定量检查即可。若压力低于正常低限,疑有椎管梗阻可行压力动力学检查,包括压颈(queckenstedt)试验、压腹(stookey)试验、单侧颈静脉压迫(tobey-ager)试验等,以了解蛛网膜下腔是否阻塞。

行压腹试验时,助手以拳头或手掌用力压迫患者腹部,CSF 压力迅速上升,解除压迫后 CSF 压力迅速下降。如果穿刺针不通畅或不在蛛网膜下腔,压腹试验 CSF 压力不升。

压颈试验又称奎肯试验(queckenstedt test),是指腰椎穿刺时用手或血压计袖带压迫双侧颈静脉使颅内静脉充血,观察颅内压升降情况。①指压法:在测定初压后,由助手先压迫一侧颈静脉约 10s,然后再压另一侧,最后同时按压双侧颈静脉,然后迅速放松并观察压力变化及回落速度。②压力计法:患者取侧卧位,将血压计压脉带轻轻地束缚于其颈部,测初压后将血压计充气至 20mmHg 并维持,从加压起每 5s 记录一次脑脊液压力,共 30s;或直至脑脊液压力不再上升,然后迅速放气,除去颈部气带,每 5s 记录一次下降的脑脊液压力,至脑脊液压力不再下降。用同法将血压计充气至 40mmHg 和 60mmHg,分别记录两组压力数,将以上压力数分别画于图纸上,便得出一完整的压力曲线。

正常时压迫颈静脉后,脑脊液压力立即迅速升高 100~200mmH_2O 或以上,解除压迫后,压力迅速降至原来水平,称为梗阻试验阴性,提示蛛网膜下腔通畅。若压迫颈静脉后,不能使脑脊液压力升高,则为梗阻试验阳性,提示蛛网膜下腔完全阻塞;若施压后压力缓慢上升,放松后又缓慢下降,提示穿刺部位以上椎管有不完全阻塞。

颅内压升高或怀疑有后颅窝肿瘤的患者禁行压颈试验,以免发生脑疝。单侧压颈试验CSF压力不上升,提示同侧静脉窦(乙状窦、横窦)受阻。

(10) 收集标本:撤去测压管,缓慢放液(<2~3ml/min),收集脑脊液 2~5ml,将脑脊液粪便收集于 3 只无菌试管内,每管 1~2ml,分别按先后顺序送检病原学检查、生化及免疫学检查、常规检查、细胞计数和分类检查等(图 6-46,图 6-47)。如怀疑为恶性肿瘤,另留一管进行脱落细胞学检查,一般要求 >5ml,因量太少时不易找到脱落细胞(腰椎穿刺术 h:收集脑脊液标本见视频 45)。

标本采集后应立即送检,避免放置过久细胞破坏、葡萄糖分解或形成凝块等影响检查结果。必要时可在放液后用测压管再测一次脑脊液压力,为末压(之前的为初压)。低颅压者可于腰椎穿刺放出脑脊液后,注入等量生理盐水,防止术后头痛加重。

视频 45
腰椎穿刺术 h:收集脑脊液标本

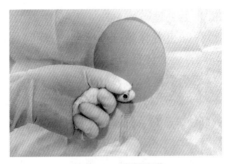

图 6-46　缓慢放液

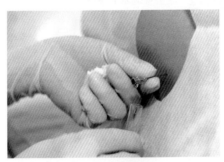

图 6-47　收集标本

**鞘内注射药物**：鞘内给药时，应先放出等量脑脊液，然后再等量置换性注入药液。推入药物时切勿一次完全注入，应注入、回抽、再注入、再回抽，每次注入的量要多于回抽的量，如此反复多次，才可完成。

（11）拔针：术后将针芯插入后一起拔出穿刺针，穿刺处局部消毒并覆盖消毒纱布，稍用力压迫 1~2min 至无出血，用胶布固定（图 6-48~图 6-53）（腰椎穿刺术 i：拔针见视频 46）。

### 3. 术后处理

（1）告知患者穿刺过程已完毕，询问其有无不适。检查生命体征，观察 5min。

（2）送患者回病房，继续观察。交代其去枕仰卧 4~6h，以避免出现术后低颅压性头痛。嘱患者穿刺部位 3 天内保持干燥，并应多饮白开水。

视频 46
腰椎穿刺术 i：拔针

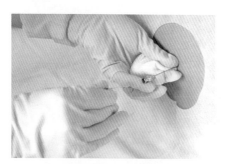

图 6-48　将针芯插回针管(1)

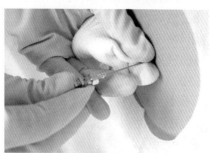

图 6-49　将针芯插回针管(2)

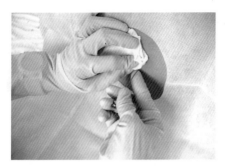

图 6-50 拔针(1)

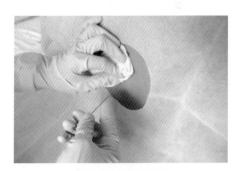

图 6-51 拔针(2)

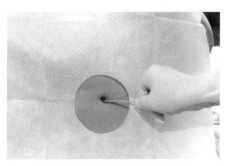

图 6-52 针孔消毒

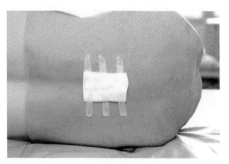

图 6-53　纱布覆盖胶布固定

（3）整理、清洗、消毒器械，并将医疗垃圾进行分类处理。

（4）标本及时送验。

（5）做好穿刺记录。

【并发症】

可能出现的并发症、原因及避免措施如下：

1. **低颅压综合征**　是指侧卧位脑脊液压力在 $60\sim80mmH_2O$ 以下，多于穿刺后 24h 内出现，较为常见。表现为患者坐起或站立后头痛明显加剧，头痛以前额和后枕部为重，跳痛或胀痛多见，咳嗽打喷嚏时加重，可伴有颈后和后背疼痛，严重者伴有恶心、呕吐或眩晕、耳鸣、晕厥，平卧或头低位时头痛缓解。原因多为穿刺针过粗，穿刺技术不熟练或术后起床过早，使脑脊液自脑脊膜穿刺孔不断外流造成颅内压减低，牵拉三叉神经感觉支支配的脑膜及血管组织所致。

**避免措施：**应使用细针穿刺，放液量不宜过多，一般为 2~5ml，通常不超过 10ml。术后去枕平卧 4~6h（临床上多为 6h），并应多饮水和卧床休息，常可预防之。低颅压者可于腰椎穿刺放液后注入等量的生理盐水，消除硬脊膜外间隙的负压，以阻止脑脊液继续漏出。也可进行补液治疗，每日静脉滴注生理盐水 1 000~1 500ml，一般 5~7 天可缓解。

**2. 脑疝形成** 在颅内压增高时，若腰椎穿刺放液过多过快，可使颅腔与椎管之间、幕上分腔与幕下分腔之间的压力差增大，易在穿刺当时或术后数小时内发生脑疝，造成患者出现意识障碍、呼吸骤停甚至死亡，故应严加注意和预防。

**避免措施：**必须严格掌握腰椎穿刺术的适应证和禁忌证，怀疑有后颅窝占位性病变者应先做影像学检查，以明确诊断有颅内高压征兆者可在术前快速静脉输入 20% 甘露醇液 250ml 等脱水剂后再进行穿刺。如果穿刺测压时发现患者颅内压增高，应不放或少放脑脊液，并立即给予脱水剂、利尿剂治疗以降低颅内压。穿刺时应以细针穿刺，缓慢滴出数滴脑脊液进行实验室检查。

**3. 原有脊髓、脊神经根症状的突然加重** 多见于脊髓压迫症。因腰椎穿刺放液后导致椎管内脊髓、神经根、脑脊液和病变之间的压力平衡改变所致，可使根性疼痛、截瘫、大小便障碍等症状加重。在高位颈段脊髓压迫症患者则可导致骨髓急性受压,出现呼吸麻痹。

避免措施:严格掌握禁忌证,高颈段脊髓肿物或脊髓外伤的急性期、脊髓压迫症时勿进行腰椎穿刺。若出现上述症状,不严重者可先向椎管内注入生理盐水 30~50ml,疗效不佳时应请外科会诊,并考虑手术处理。

4. 颅内感染和马尾部的神经根损伤　未严格无菌操作或穿刺针损伤神经根所致,较少见。

避免措施:严格执行无菌操作原则,按照程序规范进行穿刺操作,进针时勿过快过深。

5. 损伤性出血(新鲜出血)　穿刺时伤及血管,可见放出的 CSF 呈血性,较少见。需首先与非损伤性蛛网膜下腔出血鉴别。损伤性出血多有穿刺过程不顺利,由于脑脊液搏动有去血中纤维素的作用和大量脑脊液稀释的缘故,因此非损伤性蛛网膜下腔出血通常不自凝,若血液自行凝固者则为损伤性出血。也可采取三管法,用 3 个试管取脑脊液,若三管颜色由深变浅并转为无色为损伤性出血,而三管颜色均匀一致则为非损伤性出血。另外还可通过离心试验(将血性脑脊液离心后,其上层若无色透明、红细胞形态正常为损伤性出血,而非损伤性出血者红细胞皱缩,离心后上层为黄色)和脑脊液红细胞计数等方法进行鉴别。

避免措施:严格按照各项操作要求进行穿刺,患者体位准确,穿刺点定位清晰,操作者手法规范。